DU TRAITEMENT

DE

LA FIÈVRE TYPHOÏDE

PAR LA MÉTHODE DE BRAND

D'APRÈS LES OBSERVATIONS RECUEILLIES DANS UN SERVICE SPÉCIAL

A L'HÔTEL-DIEU DE LYON

PAR

M. LE Dʳ MAYET

Médecin de l'Hôtel-Dieu

ET M. WEIL

Interne de service

PARIS

G. MASSON, ÉDITEUR

LIBRAIRE DE L'ACADÉMIE DE MÉDECINE

PLACE DE L'ÉCOLE-DE-MÉDECINE

1874

DU TRAITEMENT

DE

LA FIÈVRE TYPHOÏDE

PAR LA MÉTHODE DE BRAND

DU TRAITEMENT

DE

LA FIÈVRE TYPHOÏDE

PAR LA MÉTHODE DE BRAND

D'APRÈS LES OBSERVATIONS RECUEILLIES DANS UN SERVICE SPÉCIAL

A L'HÔTEL-DIEU DE LYON

PAR

M. LE Dr MAYET

Médecin de l'Hôtel-Dieu

ET M. WEIL

Interne de service

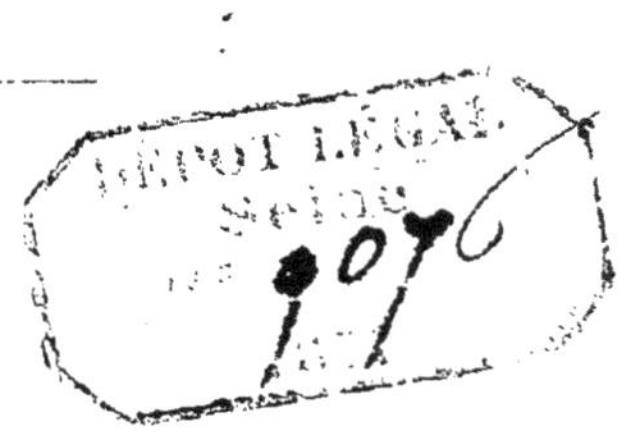

PARIS

G. MASSON, ÉDITEUR

LIBRAIRE DE L'ACADÉMIE DE MÉDECINE

PLACÉ DE L'ÉCOLE-DE-MÉDECINE

1874

DU TRAITEMENT

DE

LA FIÈVRE TYPHOÏDE

PAR LA MÉTHODE DE BRAND

Nous nous proposons d'étudier ici la méthode de Brand appliquée au traitement de la dothiénentérie, ses indications et contre-indications, d'après les cas observés dans le service spécial dont nous avons été chargés pendant l'épidémie qui vient de sévir à Lyon.

Nous croyons être en droit, non de juger absolument cette méthode, mais pour ainsi dire de contribuer à instruire sa cause, pour les motifs suivants :

Nous avons d'abord été secondés dans son emploi par des sœurs hospitalières pleines de zèle, et nous l'avons appliquée, aussi bien que cela est possible dans les hôpitaux.

En second lieu, nous avons suivi tous nos malades jusqu'à évolution complète de la maladie, et nous ne risquons pas de nous faire illusion sur les résultats obtenus.

En troisième lieu, nos affirmations se produiront dans les conditions les plus favorables pour n'être pas suspectées, puisque laissant de côté les cas légers où nous n'avons pas cru devoir employer la méthode, nous avons fait, par suite, un véritable choix de cas graves et dont la mortalité eût été certainement, si nous jugeons par analogie avec les statistiques ordinaires, au moins de 25 pour 100 et probablement de plus.

Nous ne nous poserons ni en partisans fanatiques et exclusifs de cette méthode et de son application rigoureuse à tous les cas, ni en contempteurs de parti pris de son emploi. Nous reconnaîtrons franchement que si elle donne des résultats excellents chez beaucoup de malades, elle peut être dangereuse chez d'autres, qu'elle ne doit pas toujours être appliquée dans toute sa sévérité et doit parfois subir quelques atténuations, qu'il faut, dans d'autres cas, suspendre temporairement ou définitivement son emploi, qu'elle peut devenir nuisible à un moment donné après avoir été réellement utile, qu'en un mot ses succès sont subordonnés à la prudence et au discernement avec lesquels elle est employée.

Dans tout ceci nous ne parlerons que de ce qui s'est passé sous nos yeux, et nous n'entrerons nullement sur le terrain de la discussion des cas publiés par Brand, ou par le vulgarisateur de sa méthode à Lyon, M. Franz Glénard, ou observés dans d'autres services que le nôtre, sans vouloir contester leur valeur.

Nous avons voulu pour le moment ne nous occuper que de ce que nous avons observé nous-mêmes.

Nous diviserons cette étude ainsi qu'il suit :

I. Nous indiquerons les conditions matérielles où nous avons traité et étudié les malades, les caractères généraux de l'affection, le nombre des sujets observés, la classification des divers cas.

II. Nous exposerons les diverses variétés de formes ou de symptômes que présentaient les sujets à fièvre typhoïde non compliquée, et l'effet du traitement dans chaque variété.

III. Nous indiquerons les complications que le traitement n'a pas empêchées de se produire, et que chez quelques sujets il a déterminées ou favorisées.

Nous serons conduits nécessairement, par l'examen de ces divers points, à établir les indications auxquelles nous avons cru devoir obéir en employant le traitement, les contre-indications qui nous l'ont fait proscrire absolument et les motifs qui nous l'ont fait suspendre dans quelques cas, ou reprendre après la suspension.

IV. Nous formulerons enfin nos conclusions générales. Toutes nos propositions seront appuyées sur des observations.

I

CONDITIONS MATÉRIELLES DU SERVICE. CARACTÈRES GÉNÉRAUX
DE L'AFFECTION. NOMBRE DES MALADES. CLASSIFICATION.

Au moment où éclata l'épidémie, l'administration des hôpitaux de Lyon, dont on ne peut assez louer la sollicitude, avait déjà depuis quelques mois et sur la demande des médecins de l'Hôtel-Dieu, destiné deux salles spéciales à l'application du traitement de Brand.

Elle en ouvrit alors plusieurs autres, mais nous eûmes l'avantage d'être chargés du service qui fonctionnait déjà, et cela nous permit d'appliquer immédiatement la méthode avec l'aide d'un personnel exercé.

Ce service, destiné aux femmes, était installé à l'Hôtel-Dieu, dans les combles, dans de bonnes conditions d'aération. Il pouvait contenir vingt-deux malades.

Les lits étaient convenablement espacés, la ventilation s'exerçait par des fenêtres assez grandes et assez nombreuses et, en outre, par un appareil consistant dans un large tuyau d'appel situé au point le plus élevé de la salle, et dans lequel le courant d'air était produit par la combustion de plusieurs becs de gaz.

Pour tout dire, nous trouvions cependant dans la salle une disposition vicieuse : les ouvertures étaient situées à la hauteur du lit des malades qui pouvaient être frappées par le courant d'air.

Annexée à cette salle s'en trouvait une autre plus petite où quatre baignoires et des tuyaux amenant l'eau du Rhône clarifiée avaient été disposés. Cette dernière salle était complétement close.

Il y avait sans doute un léger inconvénient dans la nécessité de faire faire quelques pas aux malades pour les conduire aux bains, mais on y obviait en traînant celles qui ne pouvaient marcher sur un fauteuil à roues.

On les couvrait avec soin de vêtements légers, mais suffisants pour éviter l'impression des courants d'air avant ou après le bain.

On connaît, par les travaux publiés par M. Franz Glénard dans le journal *Lyon médical*, la méthode de Brand dans tous ses détails. Nous renvoyons à ses mémoires pour son exposé complet; rappelons seulement ce qu'elle présente d'essentiel.

Elle consiste à combattre constamment l'élévation de la température, principale cause de danger dans la dothiénentérie, par des bains à 20 degrés, répétés toutes les trois heures jour et nuit, tant que cette température n'est pas descendue d'une façon persistante à 38°,5, et en y revenant dès qu'elle s'élève au-dessus.

Accessoirement les fluxions viscérales, de quelque nature qu'elles soient, sont combattues par des applications de compresses froides renouvelées toutes les dix minutes, pour éviter leur échauffement, sur la tête, autour de la poitrine, sur le ventre.

Enfin, pendant le bain on arrose souvent la tête ; de plus, les malades boivent fréquemment de l'eau glacée, et on leur administre des lavements froids.

Nous tenons à affirmer que cette méthode a été appliquée dans notre service aussi rigoureusement que cela est possible dans un hôpital.

On prenait exactement les températures dans le rectum avant et après le bain, et elles étaient toutes notées. sur une feuille spéciale à chaque malade où étaient portées les indications des jours et des heures.

Nous devons cependant ajouter, pour ne rien dissimuler, que si les préceptes formulés par Brand et Glénard furent suivis scrupuleusement dans toutes leurs dispositions principales, ils ne le furent pas toujours dans quelques détails que nous regardons comme secondaires et ne pouvant entacher nos observations de causes graves d'erreur.

Ce respect absolu des détails de la méthode est, en effet, nous l'affirmons, très-difficile à obtenir dans un hôpital, et surtout dans un service où l'on a à donner, avec quatre baignoires, environ deux cents bains par jour.

Nous sommes persuadés que pas plus à Stettin qu'ailleurs on ne peut arriver à cette minutie exigée par l'auteur de la méthode, et nous pensons que ce serait une chicane d'Allemand, qu'on nous passe l'expression, de voir dans de légères infractions la cause de quelques insuccès que nous aurons à signaler et à interpréter.

On ne peut guère obtenir, par exemple, que les compresses qui sont appliquées sur la tête, autour de la poitrine ou du ventre, soient renouvelées assez souvent pour ne jamais s'échauffer un peu, qu'il soit donné à chaque instant de l'eau froide au malade, que dans les cas où la température est au bout de trois heures à 38°,5, on la reprenne souvent dans l'intervalle des trois heures qui suivent et qu'on redonne au besoin des bains avant que cette période soit écoulée. Il faudrait, pour remplir ces conditions, une infirmière exercée et intelligente pour deux malades, ce qui est matériellement impossible à l'hôpital.

On ne peut demander qu'une seule chose, c'est que l'essentiel, le principal du traitement soit régulièrement appliqué; mais quant aux modifications de détail, elles ne sont possibles que pour quelques cas qui attirent spécialement l'attention. Cependant nous nous sommes toujours attachés à ce que ces légères infractions soient le plus rares possibles.

Les convalescentes étaient évacuées dans une autre salle où nous pouvions les garder tout le temps nécessaire.

Le nombre des malades que nous avons reçues pendant la période qui nous a fourni nos observations a été de cinquante-huit.

Parmi elles, six nous ont présenté une maladie à marche si régulière et des phénomènes si peu intenses, que nous n'avons pas cru devoir les soumettre au traitement de Brand.

Notre étude portera donc sur cinquante-deux cas, dont un petit nombre nous a présenté des symptômes moyens. Chez la plupart de nos malades existaient ou avaient existé des phénomènes morbides plus graves, une céphalée intense, des troubles des fonctions cérébrales, depuis une hébétude légère jusqu'à la somnolence dont on les tirait avec plus ou moins de peine et pour un instant en leur parlant. Dans quelques cas c'était un coma profond, une prostration extrême.

Chez toutes le pouls était accéléré, petit, dépressible, parfois misérable, la langue plus ou moins sèche ou fendillée. La diarrhée et le ballonnement du ventre étaient souvent très-intenses.

Chez quelques-unes il y avait une agitation très-grande, de la carphologie, un délire loquace, des mouvements désordonnés.

Chez toutes, même chez les moins sérieusement atteintes, la température présentait un chiffre très-élevé, car il n'en était pas chez lesquelles la maladie n'eût au moins quelques jours de durée au moment où nous les observions pour la première fois.

Nous diviserons ainsi nos observations :

Premier groupe : Malades à évolution régulière et sans véritables complications, quoique l'ensemble des symptômes fût grave. Nous admettrons trois subdivisions : *a*, cas à forme dynamique; *b*, cas à forme ataxique ou ataxo-adynamique;

c, cas sans adynamie ni ataxie très-marquée, mais avec élévation considérable de la température prouvant par elle seule un état grave.

Deuxième groupe : Cas ayant présenté des complications ainsi classées :

a. Angines et laryngites;
b. Bronchites intenses et pneumonies;
c. Péritonites par propagation ou perforation ;
d. Albuminurie et anurie;
e. Eschares et phlegmons gangréneux;
f. Érysipèle de la face;
g. Arthralgies.

II

PREMIER GROUPE. — MALADIES A ÉVOLUTION RÉGULIÈRE ET SANS COMPLICATIONS.

A. *Cas à forme adynamique.*

Obs. I. — Alexandrine B..., domestique, âgée de dix-neuf ans, constitution faible. Elle dit avoir eu la fièvre typhoïde, il y a trois ans, à Paris. Elle entre le 22 avril. Début probable de la maladie le 17. Traitement par les bains froids commencé le 23. Symptômes habituels et, en outre, adynamie très-marquée, quoique les facultés intellectuelles soient encore nettes, et que la malade ait toujours bien répondu aux questions; douleurs vives dans la fosse iliaque, diarrhée abondante. La langue n'a jamais été sèche. Les taches rosées apparaissent au huitième jour. La température est presque constamment au-dessus de 40, même le matin, elle atteint le soir jusqu'à 40°,5 et 40°,6. Elle commence à baisser notablement le 28 mai, onzième jour, après cinq jours pleins de traitement. Cependant, l'amélioration de l'état général ne commence à se prononcer que le 30, treizième jour, par un abattement beaucoup moindre. La température ne baisse très-notablement qu'à partir du quatorzième jour, où elle tombe brusquement de 39°,4 à 38°,2, mais elle remonte encore le lendemain à 39°,7, et s'abaisse ensuite régulièrement par une série d'oscillations descendantes. Entrée franchement en convalescence le quatorzième jour, elle sort en très-bon état le 11 mai, après avoir pris 75 bains.

Obs. II. — Marie G..., domestique, âgée de dix-sept ans, constitution robuste. Elle nous dit plus tard, quand elle peut répondre, qu'elle avait eu une fièvre typhoïde grave avec délire à l'âge de neuf ans. Elle entre le 18 avril, au neuvième jour. Symptômes habituels. Taches rosées. Elle présente, en outre, un facies typhique très-marqué, complétement hébété, des traits étirés et d'aspect presque cadavéreux, une somnolence continuelle. Elle répond à peine. Subdélirium. Cependant la langue est restée humide.

Le pouls est à 130 à son entrée. La température, à 40 degrés le 18 au soir, monte le 19 à 40°,2; le 20, à 40°,4. Constipation tout le temps de la maladie, sauf à la fin.

Le traitement, par les bains, commencé le 18, transforme complétement la malade après vingt-quatre heures. Le soir de son arrivée on avait essayé de la faire marcher jusqu'au bain. Elle avait positivement la démarche d'un sujet en état d'ivresse avancée. Malgré deux aides, elle était à chaque instant sur le point de tomber. Dès le 19, l'hébétude a presque disparu; le 21, elle marche facilement. La température descend brusquement, le 20 au matin, onzième jour, à 38°,6, remonte plus tard, mais modérément, et s'abaisse définitivement à partir du 25, dix-septième jour de la maladie; cependant, ce n'est qu'à partir du 27 que le pouls devient notablement moins accéléré. Il se produit à ce moment une diarrhée critique, abondante. L'amélioration est graduelle depuis le deuxième jour du traitement. Elle a pris quarante-cinq bains. Sort en parfait état.

Obs. III. — Célestine C..., âgée de vingt-six ans. Début difficile à déterminer. Frissons et abattement depuis huit jours, est au lit depuis deux jours; épistaxis seulement le jour de son entrée. Aspect typhique très-caractérisé. Hébétude; elle répond difficilement. Taches rosées douteuses. Diarrhée modérée. Langue sèche. Pouls petit, dépressible à 136. Température 40°,6 le soir. Amélioration après vingt-quatre heures de traitement par les bains. La langue s'humecte. Cependant la température ne baisse notablement qu'après sept jours de traitement pendant lesquels la langue se sèche parfois un peu de nouveau. A partir du 29, amélioration graduelle. Elle prend de l'appétit le 30. Le pouls ne descend au-dessous de 100 que le 3 mai. Sort en bon état, ayant pris 59 bains.

Obs. IV. — Marie M..., cuisinière, âgée de vingt ans, entre le 22 avril, environ au huitième jour. Symptômes habituels. Taches rosées très-confluentes. Diarrhée abondante. Douleurs iliaques vives. Grande faiblesse. Abattement. Un peu de bronchite, mais légère. Langue sèche au milieu. Épistaxis le 23. La température monte jusqu'à 40°,8 le lendemain de son entrée.

La langue s'humecte après vingt-quatre heures de traitement.

Le 28, premier abaissement persistant de température, au quatorzième jour; elle remonte encore cependant le soir à 39°,8.

Le 30, abaissement nouveau, puis période d'oscillations descendantes. L'état général s'améliore définitivement; l'abattement disparaît lentement.

État presque normal, sauf la faiblesse, dès le 6 mai; cependant encore quelques ascensions de température. Sort en parfait état le 26, après 55 bains.

Obs. V. — Louise D..., domestique, âgée de vingt-quatre ans. Entre le 23 avril 1874, au septième jour. Constitution assez faible. Symptômes habituels. Épistaxis et adynamie très-prononcées; abattement, hébétude, regard éteint, réponses lentes et difficiles, quoique sensées. Le lendemain un peu de délire. Pouls bref, petit, à 104. Un peu de surdité ; langue sèche, fendillée ; ballonnement du ventre ; selles abondantes ; angine et bronchite légères. La température monte le soir à 40°,3. Traitement commencé au huitième jour. Abaissement de la température, qui ne s'élève plus le soir qu'à 39°,3 ; plus tard elle remonte, reste élevée et arrive, au dixième jour, à 40°,5 ; ce n'est qu'au quatorzième jour qu'il se produit une chute au-dessous de 39 degrés, en même temps que l'abattement considérable et la sécheresse de la langue, qui avaient persisté jusqu'alors, disparaissent et que la diarrhée diminue. Depuis lors, abaissement graduel de la température et convalescence régulière, malgré quelques réascensions thermométriques. Comme chez presque toutes nos malades, le pouls reste longtemps un peu accéléré, malgré un état très-bon. Elle sort le 17 mai, après 87 bains.

OBS. VI. — Rosalie P..., âgée de vingt-cinq ans, bonne santé antérieure. Entre le 13 avril, au cinquième jour. Symptômes habituels, si ce n'est constipation opiniâtre. Douleur iliaque. Le lendemain de son entrée, subdélirium la nuit, abattement. Pouls dépressible, à 112 ; température à 40°,5 le soir. Le traitement est commencé au huitième jour. Dès le dixième jour chute de la température, qui se maintient entre 39 degrés et 39°,6, remontant cependant à 40 degrés le douzième jour pour s'abaisser graduellement et définitivement. Dès le neuvième jour, second du traitement, l'état général s'améliore, la langue s'humecte, les facultés redeviennent norma'es et le pouls tombe à 86. La constipation persiste. Au vingt-cinquième jour, un excès de nourriture fit remonter la température à 40 degrés, le pouls à 112, la langue se recharger, l'agitation reparaître la nuit, l'abattement se reproduire ; il fallut de nouveau quatre jours de bains pour la remettre en voie de convalescence avec descente graduelle de la température. Elle sortit en bon état après avoir pris 67 bains, 41 pour la maladie primitive et 26 pour la rechute.

OBS. VII. — Félicité P..., âgée de vingt-cinq ans, entrée le 1er mai. Elle est au dixième jour de la maladie. A son entrée, température à 40°,5 le soir, pouls à 120. Abattement assez prononcé, mais langue humide. Taches rosées abondantes. Diarrhée. Dès le 2 mai, après un jour de traitement, la température ne remonte plus qu'à 39°,3 au maximum ; il y a cependant de nouvelles ascensions à 40 degrés et même 40°,2 les jours suivants ; ce n'est que le 7 mai, au seizième jour, que la courbe thermométrique se met définitivement à descendre graduellement, en même temps que le pouls tombe à 88 ; plus tard le pouls remonte un peu. La malade, sans symptômes inquiétants, reste un peu languissante, ayant des alternatives de diarrhée et de constipation jusqu'au 13 mai, va ensuite de mieux en mieux. A pris 47 bains.

OBS. VIII. — Florine M..., âgée de vingt-huit ans, nourrice. Bonne santé antérieure. Début le 17 avril. Entre au sixième jour, le 23 avril, avec un peu d'hébétude et de sécheresse de la langue, du ballonnement, un peu de diarrhée. Pouls à 92, plein et résistant. Plus tard, abattement plus marqué. La température, très-élevée, monte le lendemain de son entrée jusqu'à 40°,9 ; elle se maintient élevée à 40°,4 et 40°, le soir jusqu'au 30 avril, présente à ce moment une période de cinq jours d'oscillations entre 39 et 40 degrés, et ne suit la marche d'oscillations descendantes qu'à partir du 5 mai. dix-huitième jour, cependant encore avec une réascension, le 8 mai, à 40 degrés. C'est à partir du 6 mai que l'état général s'améliore, le pouls restant encore accéléré (100) jusqu'au 11 mai, où la convalescence se prononce. Sort en bon état après avoir pris 102 bains. Chez cette malade la température a eu, comme on le voit, beaucoup de peine à s'abaisser définitivement.

Obs. IX. — Rose H..., domestique, âgée de vingt-cinq ans, entre le 24 mai. On ne peut préciser exactement le début de la maladie ; elle doit être environ au dixième jour. Elle présente de la constipation, une langue rouge et sèche. A eu au début des épistaxis abondantes. Pas de trouble des facultés, mais indifférence à 'tout ce qui l'entoure. Température le soir, 39°,9. Grand nombre de taches rosées à l'épigastre et sur les seins. Sous l'influence des bains, dès le 27 mai, la température s'abaisse à 38°,5 et au-dessous, et l'on peut cesser complétement le traitement. Le 30 mai convalescence complète.

Obs. X. — Marie P...., couturière, âgée de vingt-six ans, entre le 23 avril, au cinquième jour. Symptômes habituels. Diarrhée abondante. Facultés intactes. Pouls 96, dépressible. Température du soir à 40°,7. Elle est mise au bain le lendemain de son entrée. Le 25, langue humide, abattement marqué, taches rosées abondantes. Le 28, pouls à 108, dépressible, abattement très-grand, somnolence, réponses très-lentes mais sensées. La température commence à baisser à partir du 29, onzième jour. La période d'oscillations descendantes s'établit régulièrement. A partir du 1er mai, treizième jour, l'état général s'améliore, et la malade sort de la dépression profonde où elle était restée jusqu'alors. Depuis, la convalescence se confirme. Elle sort le 20 mai en bon état, ayant pris 64 bains.

Obs. XI. — Anne R .., fleuriste, âgée de dix-neuf ans, bien portante habituellement. Elle entre le 30 avril, au septième jour, présentant tous les symptômes habituels, sauf la diarrhée. L'adynamie est assez marquée. Elle répond lentement. Le pouls est à 108, faible. La température est, le lendemain de son entrée, à 39°,5 au milieu du jour, à 39°,8 le soir. Mise au bain immédiatement, la température présente de très-grandes oscillations, baissant beaucoup le matin et remontant jusqu'à 39°,5 ou 39°,6 le soir. A partir du treizième jour la période d'oscillations descendantes s'établit définitivement. L'état général était devenu très-bon depuis le neuvième, si ce n'eût été la persistance du ballonnement du ventre avec constipation. Elle sort en très-bon état le 15 mai, ayant pris 38 bains.

Obs. XII. — Marguerite C..., âgée de vingt et un ans, femme de chambre, constitution assez frêle, quoique sa santé soit bonne habituellement, entre le 23 avril. Début difficile à déterminer. Frissons et malaise depuis quinze jours. Elle présente à son entrée un facies hébété, un regard teint, un sommeil agité, de la diarrhée, le pouls à 92, une température de 39°,7 le soir. Mise au bain immédiatement, l'état général s'améliore et la température baisse définitivement à partir du quatrième jour du traitement. On peut cesser complétement les bains. Le pouls reste quelque temps accéléré, quoique toutes les facultés soient normales. Elle sort en très-bon état le 6 mai, ayant pris 35 bains.

Voilà donc douze observations de cas avec adynamie très-marquée pour la plupart, assez intense dans toutes pour inspirer des craintes sérieuses, avec une température dépassant 40 degrés, où l'on voit la méthode de Brand transformer la maladie et empêcher les accidents d'adynamie extrême qui se fussent certainement produits en raison des symptômes que présentaient les sujets.

Dans tous les cas, le pouls faible et dépressible devint plus fort et plus résistant, l'état d'hébétude disparut ou diminua notablement, parfois en deux, trois ou quatre jours, d'autres fois en cinq à huit, et souvent la température subit un abaissement définitif immédiat, parfois elle s'accrut de nouveau ou continua à osciller entre 39 degrés et 40°,6 ; elle ne dépassa jamais ce dernier chiffre et ne monta jamais à 41 degrés, ainsi qu'elle le fit pour quelques-unes auparavant. En tout cas, immédiatement après le bain elle descendit toujours de 1/2 degré à 1 degré 1/2, soustrayant pour un certain temps la malade aux dangers de l'hyperpyrexie. La maladie prenait en somme une marche satisfaisante et se transformait sous l'influence du traitement d'une façon tellement évidente que tous les médecins et élèves qui suivaient le service étaient frappés de la physionomie naturelle que présentaient les malades.

Cette transformation frappante se produisit surtout chez les malades des observations II, III, VI, XI et XII ; elle fut telle que la maladie, de grave qu'elle était, devint immédiatement bénigne. Quoique l'effet du traitement ne fut pas aussi rapide **chez les sept autres, il y eut toujours une amélioration** certaine, le malaise diminua et les phénomènes **inquiétants s'atté**nuèrent.

Cette terminaison favorable des dothinentésies à forme adynamique même avec symptômes inquiétants, a-t-elle été constante?

Elle l'a été toutes les fois qu'il ne s'agissait pas de ces cas d'une gravité telle par le fait d'une constitution déplorable de la malade ou d'une idiosyncrasie à cause inconnue, que les accidents étaient foudroyants, que le traitement avait à peine le temps d'être appliqué un jour ou deux, et par conséquent ne pouvait agir, et que la mort eût été absolument certaine, quelle que fût la méthode employée.

Voulant exposer la vérité sans la moindre réticence, nous résumerons ici ces observations malheureuses.

Obs. XIII. — Marie J..., âgée de dix-huit ans, entre le 19 avril dans un état adynamique très-prononcé : elle pouvait cependant encore répondre un peu, disait être malade seulement depuis trois jours (renseignement probablement erroné). Transportée dans notre service, elle fut trouvée au moment de la visite, le lendemain, dans un état de somnolence complète, ne répondant que quelques mots incohérents, présentant une température de 40°,9. On commença le traitement, mais on fut obligé de le suspendre le troisième jour, la température étant tombée brusquement à 37°,5, après être montée la veille au soir à 41 degrés. Peu après la température redevint très-élevée ; la malade tomba dans un état de coma profond et succomba le 24.

L'autopsie ne put être faite que partiellement. Elle montra de nombreuses plaques présentant l'exsudat jaunâtre caractéristique. Près de la valvule iléo-cæcale, elles avaient une grande dimension, étaient plus avancées dans leur évolution, l'eschare paraissant en partie détachée et sur le point de s'éliminer.

Obs. XIV. — Marie B..., domestique, âgée de vingt-trois ans, de constitution robuste, entrée le 2 mai dans un autre service, malade depuis douze jours. Symptômes ordinaires et modérés. Température, 39°,4. Elle présente bientôt trois hémorrhagies intestinales abondantes qui la jettent dans une prostration extrême. Elle est envoyée dans notre service le 9 mai. A ce moment nous constatons une température très-élevée, jusqu'à 40°,5, un pouls petit, dépressible, à 120, un facies hébété, une langue sèche, des signes de bronchite profonde. Le 11, abattement, subdélirium, soubresauts de tendons. Le 13, une sensation très-douloureuse de constriction dans la poitrine fait suspendre les bains, dans la crainte de syncopes. Température du soir, 39°,6. Ils sont repris dans la journée. Le 15, amélioration apparente, moins d'abattement. Température, 39°,7. Le 16, la pâleur extrême, la faiblesse et l'existence d'un noyau de pneumonie font suspendre de nouveau les bains. Le 17, affaissement extrême. La température s'abaisse entre 37 et 38 degrés. Mort, le 19.

A l'autopsie, toutes les plaques sont presque complétement réparées ; il ne reste que des ulcérations très-superficielles. Œdème des deux poumons. Quelques lobules splénisés d'un rouge noirâtre. Cœur, foie, reins graisseux (1).

Obs. XV. — Geneviève D..., âgée de vingt ans. Constitution faible, tempérament scrofuleux très-prononcé, a eu probablement la syphilis. Sort d'une maison de refuge où elle était mal nourrie et où plusieurs jeunes filles ont été atteintes de la fièvre typhoïde. Arrive au huitième jour environ, après avoir eu des épistaxis excessives, dans un état d'abattement profond. Bouffissure et pâleur de la face ; langue sèche, rouge,

---

(1) Nous n'avons pas placé ce cas parmi ceux qui présentèrent des complications, parce que les hémorrhagies intestinales eurent lieu longtemps avant que nous ayons observé la malade, et qu'elle ne présenta sous nos yeux qu'une adynamie profonde. Nous ne croyons pas non plus que la phlegmasie pulmonaire ait joué ici un rôle important. L'état général a eu l'influence prépondérante dans la terminaison funeste.

fendillée. Température du soir, 41 degrés ; pouls large, mais très-dépressible, à 120. Elle meurt après deux jours de traitement.

A l'autopsie, les plaques de Peyer, enflammées, nombreuses, non encore ulcérées, formaient des élevures plates de 1 millimètre environ de saillie. Leur surface était rougeâtre, lisse ; on reconnaissait sur quelques-unes l'aspect réticulé. Une seule plaque, près de la valvule iléocæcale, était beaucoup plus avancée dans son évolution et présentait un bourbillon jaunâtre. La rate était énorme, trois ou quatre fois plus grosse que normalement, friable.

Ces trois observations, où une dothinentérie à forme adynamique entraîna la mort, ne peuvent réellement être comptées parmi les cas traités par la méthode de Brand, quand on voit que dans les observations IX et XI elle n'a été appliquée que deux ou trois jours, les sujets étant fatalement voués à la mort, et que dans l'observation X la méthode n'a été employée qu'à une période très-avancée et dans les conditions les plus fâcheuses, créées par les hémorrhagies intestinales profuses.

B. *Cas à forme ataxique.*

Si le traitement nous a toujours réussi dans la forme adynamique en dehors de ces cas exceptionnels, plus remarquable encore a été son efficacité dans la forme ataxique, ainsi qu'on va le voir.

Obs. XVI. — Philomène P...., domestique, âgée de dix-sept ans, entre le 19 avril. Début depuis quatre jours. Elle présente, dès le second jour de son entrée, un état ataxique très-grave, un pouls à 138, dépressible, une température de 40°,6, une langue sèche, des fuliginosités, un délire violent, loquace, une agitation extrême, une diarrhée excessive et un ballonnement considérable du ventre. Le 25, après cinq jours de bains, le délire cesse, la langue s'humecte, les selles deviennent moins nombreuses, la température s'abaisse un peu, reste aux environs de 39 degrés du 24 au 27, et descend à 38 degrés et au-dessous le 28, treizième jour de la maladie, pendant que tous les symptômes s'amendent. Dès le 2 mai, elle entre en convalescence ; un excès de nourriture amène une rechute le 12 mai. Le 13 et le 14, la température monte jusqu'à 40°,5 ; on reprend les bains, qui avaient été cessés depuis le 1er mai, et en cinq jours elle redescend à 37°,4. Elle sort le 27 en très-bon état, ayant pris 59 bains.

Obs. XVII. — Élise B..., robuste, âgée de dix-neuf ans, entre le 15 avril, au huitième jour. Elle présente les symptômes habituels, une température à 40°,4 le soir, un pouls à 112, une langue sèche, des fuliginosités, des symptômes abdominaux très-marqués. Elle délire la nuit. Le facies est très-altéré. Abattement notable. Le délire disparaît complétement après vingt-quatre heures de traitement par les bains. La langue s'humecte le lendemain. La température persiste très-élevée jusqu'au treizième jour. Le délire nocturne et l'hébétude se reproduisent un peu le quatorzième et le quinzième. A partir de cette époque, la chaleur baisse graduellement. La diarrhée reste longtemps opiniâtre et la langue se sèche encore de temps en temps un peu. Ce n'est qu'au vingtième jour que toutes les fonctions s'améliorent définitivement. La diarrhée persisté peu abondante. A partir du vingt et unième jour, 28 mai, la température n'atteint plus 38 degrés et baisse encore les jours suivants. Le pouls reste à 80. Le 7 mai, la malade, en convalescence, présente de nouveaux malaises à la suite d'excès alimentaires, de la fièvre le soir. Le 13 mai la température s'élève à 39°,1, gonflement de la parotide. On redonne quelques bains, et le 17 tout est rentré dans l'ordre ; la température baisse rapidement et la convalescence est définitive. Elle a pris 74 bains.

Obs. XVIII. — Louise V..., âgée de vingt-six ans, domestique, bonne constitution, entre le 24 avril, au cinquième jour, présentant les symptômes habituels. Elle a eu une épistaxis très-abondante. Température, 40°,4 le soir.

Le septième jour délire, agitation, langue sèche, constipation.

Le huitième jour, après vingt-quatre heures de traitement par les bains, la langue s'humecte, le délire cesse. Les bains sont continués, malgré quelques signes de bronchite et l'apparition des règles ; chaque fois qu'elle va au bain l'écoulement menstruel se suspend et il y a quelques douleurs abdominales.

Le 1er mai, douzième jour, la température s'abaisse un peu. Le 2 mai une nouvelle ascension du thermomètre précède une période d'oscillations descendantes définitive. Depuis, établissement graduel de la convalescence. Elle sort le 20 en bon état, ayant pris 52 bains.

Obs. XIX. — Marie T..., âgée de vingt ans, entre le 22 avril, au quatrième jour, avec les symptômes ordinaires, le pouls à 108, la température à 40°,4 le soir

Le huitième jour, la température monte à 40°,6. Constipation, délire, agitation; elle crie. Malgré les symptômes ataxiques, la langue reste constamment humide.

Le neuvième jour, moins d'agitation, facultés encore troublées. La température commence à descendre.

Le dixième jour, état normal des facultés. Depuis ce jour abaissement graduel de la courbe thermométrique, quoique le pouls, à 118, soit plus accéléré qu'à son entrée. Un peu de diarrhée pour la première fois.

Le douzième jour état presque normal; on peut cesser les bains. Depuis, convalescence. Sort le 13. A pris 50 bains.

Obs. XX.—Jeanne S.., âgée de dix-neuf ans, lingère, entre le 8 juin, au septième jour. Quoiqu'elle déclare être toujours bien portante habituellement, elle présente un bruit de souffle rapeux à l'orifice aortique. Les symptômes de la dothiénentérie sont ceux qu'on observe habituellement, si ce n'est qu'il y a de la constipation et une température très-élevée qui monte jusqu'à 40°,7 le soir. Elle ne nous est envoyée qu'au dixième jour. Au bout de six jours de bains, la température commence à s'abaisser régulièrement en même temps que tous les symptômes s'amendent graduellement. On peut suspendre complétement le traitement le 20 juin.

Les bains produisaient une sensation de suffocation assez marquée, due probablement à la lésion de l'orifice aortique, mais qui n'a jamais été suffisante pour obliger de les interrompre.

Obs. XXI. — Cécile Fl .., âgée de dix-huit ans, entre le 29 mai, au septième jour, envoyée dans notre service le surlendemain. Symptômes habituels. Présente en outre une température de 41 degrés le soir du neuvième jour. Délire, mais sans grande agitation. La langue est un peu sèche, le pouls à 104. Mise au bain le dixième jour. Le délire cesse immédiatement. La température présente dès le surlendemain une chute subite à 38°,7 ; elle remonte le soir à 40°,2 pour prendre une marche irrégulière, avec chutes considérables le matin et réascensions vers 40 degrés ou un peu plus, le soir.

Le treizième jour l'état est bon, le pouls à 88, la langue humide ; mais la céphalée persiste jusqu'au vingtième jour. Ce n'est qu'à partir du seizième jour que la température, toujours basse le matin, ne dépasse plus 39°,5 le soir, puis s'abaisse beaucoup. On peut cesser définitivement les bains au dix-huitième jour. A partir du vingtième jour convalescence confirmée. Sort le 20 juin, après 46 bains.

Toutes ces observations montrent que le traitement de Brand améliore infailliblement l'état ataxique et fait cesser le délire presque immédiatement, nous voulons dire après un espace de temps qui varie d'un à cinq jours. Celle qui est le plus probante à ce point de vue est le n° XVI. Il nous est rarement arrivé de voir dans la dothiénentérie une agitation aussi grande, et la transformation sous l'influence des bains froids à une période de la maladie où l'ataxie, loin de s'amender, s'aggrave, au contraire, ordinairement, se produisit d'une façon qui tenait réellement du prodige. La malade revenue à elle, complétement raisonnable, n'avait plus aucun souvenir de ce qui s'était passé.

Nous sommes d'autant plus fondés à vanter son efficacité que nous n'avons pas eu parmi ces cas un seul décès à enregistrer.

C. *Cas sans symptômes prédominants, si ce n'est l'élévation de la température.*

Notre troisième série de cas graves sans complications proprement dites comprend ceux où les seuls phénomènes inquiétants furent l'intensité de la température et, pour quelques-uns, des phénomènes abdominaux. Nous les résumerons ici très-succinctement.

Obs. XXII. — Françoise P..., âgée de quinze ans et demi, entre le 3 mai, au douzième jour. Elle présente les symptômes ordinaires d'une

liévre typhoïde modérée, si ce n'est qu'il n'y a eu ni épistaxis, ni diarrhée. La température monte jusqu'à 40°,6 le soir ; sous l'influence des
bains, elle prend, dès le surlendemain de son entrée, une marche descen-
dante régulière avec les oscillations habituelles, pendant que tous les
symptômes s'amendent. Sort le 23 mai, en bon état, ayant pris 31 bains.

Obs. XXIII. — Elisabeth B..., âgée de quatorze ans, d'apparence
frêle, entre le 10 mai, au quatrième jour, dans le service de M. le docteur Tripier. Point de symptômes saillants, mais température qui s'élève
jusqu'à 40°,6. La courbe thermométrique présente, dès le quatrième jour
du traitement, un abaissement notable le matin, jusqu'à 38°,9 parfois,
mais elle remonte le soir au-dessus de 40 degrés, et même, le neuvième
jour, jusqu'à 40",5. A partir du lendemain, après une chute brusque à
38°,5, la période d'oscillations descendantes s'établit, pendant que toutes
les fonctions s'améliorent. Envoyée dans notre service le 22 mai, elle ne
prend plus que quelques bains de loin en loin, nécessités par des retours
de température un peu élevée, et sort le 4 juin en très-bon état, ayant
pris 50 bains.

Obs. XXIV. — Angèle J..., âgée de vingt six ans, domestique, entre
le 20 mai, au douzième jour. Rien de saillant. Un peu d'abattement, mais
sans hébétude ; constipation ; bronchite légère. Température, 40°,5. Sous
l'influence des bains, la température s'abaisse immédiatement à 38°,9,
ne dépasse plus 39°,5 pendant deux jours, remonte le troisième jour du
traitement et présente des oscillations ascendantes qui la portent jusqu'à
40°,5 le quinzième jour de la maladie, troisième du traitement, monte
encore le lendemain à 40 degrés, puis prend régulièrement la marche
des oscillations descendantes, pendant que tous les symptômes généraux
s'amendent. Sort le 10 juin, ayant pris 50 bains.

Obs. XXV. — Anne P..., domestique, âgée de vingt-deux ans, entre
le 3 mai, au troisième jour. Aucun symptôme prédominant, si ce n'est ballonnement considérable du ventre, malgré des selles peu abondantes, et
température qui monte le soir jusqu'à 40°,4. Elle persiste élevée jusqu'au
neuvième jour, malgré le traitement ; à partir de ce moment elle descend
graduellement et très-régulièrement avec quelques oscillations, en même
temps que tous les symptômes s'atténuent. Les bains sont définitivement
supprimés au treizième jour. Le pouls reste longtemps accéléré. Elle sort
en très-bon état, ayant une température de 37",3, après avoir pris
55 bains.

Obs. XXVI. — Françoise F..., giletière, âgée de dix-huit ans, peu
robuste, entre le 25 avril, au huitième jour. Elle présente un état typhique
assez caractérisé. Les réponses sont lentes, mais nettes. Pupilles dilatées,
teint pâle, bronchite assez intense. Température. 40°,6, qui persiste, le
traitement étant commencé dès le jour de son entrée, pendant trois jours
seulement. Depuis le onzième jour la température s'abaisse très-régulièrement, en même temps que tous les phénomènes morbides disparaissent.
Les symptômes thoraciques ne se sont nullement aggravés par le traitement et ont, au contraire, disparu graduellement. Elle sort après avoir
pris 31 bains.

Obs. XXVII. — Laurence L..., demoiselle de magasin, âgée de trente-quatre ans, constitution assez faible, entre le 19 mai, au cinquième ou septième jour, le début étant difficile à apprécier. Le lendemain de son entrée, elle présente le soir une température de 40°,5. Les autres symptômes sont d'une intensité médiocre, les facultés intactes ; il y a de la faiblesse sans hébétude. Le pouls est à 108. Ce que cette malade présenta de remarquable, ce fut une résistance extrême de la température, car jusqu'au quatorzième ou seizième jour elle se maintint dans les environs de 40 degrés, remontant parfois jusqu'à 40°,5, et à partir de ce moment elle descendit lentement, remontant souvent le soir à 39°,5 ou environ. Le vingt-troisième jour il y eut une nouvelle ascension à 40°,1, et la courbe s'éleva le jour suivant à 40°,3, sans cau-e appréciable, avec augmentation de la faiblesse ; le lendemain, la période d'oscillations descendantes s'établit régulièrement, en même temps que les forces et l'appétit revenaient.

Dans tous les cas que nous venons de citer, quoique les autres symptômes fussent d'apparence bénigne, on ne peut contester que l'élévation de la température dût inspirer des craintes sérieuses. Tous les cliniciens sont, en effet, actuellement d'accord pour admettre que ce seul indice suffît pour rendre le pronostic grave et pour faire penser que si le malade ne présente pas actuellement d'accidents menaçants, il en présentera plus tard, parfois dans les derniers jours de la période d'état et au moment où il semblerait que la convalescence fût prochaine. Considérant l'hyperthermie comme le *criterium* de l'emploi des bains froids, d'après Brand et M. Glénard, nous lui avons opposé avec persévérance le traitement réfrigérant, et nous n'avons pas eu dans ces cas un seul décès à enregistrer.

Nous pouvons, croyons-nous, dès à présent affirmer hautement son utilité dans la grande majorité des cas graves sans complication, c'est-à-dire sans accidents anormaux ne faisant pas partie habituellement du tableau symptomatique de l'affection, et nous pouvons affirmer que chez ces malades il ramène presque constamment la maladie en deux, trois et parfois cinq à huit jours, à une forme moyenne qui suit fatalement sa marche, il est vrai, mais pour conduire sûrement, avec un ensemble symptomatique peu accusé, vers la convalescence.

Cependant, même parmi ces malades qui se prêtent si bien pour la plupart à son emploi utile, il arrive (rarement, il est vrai) qu'on rencontre des sujets qui non-seulement ne sont pas modifiés utilement par le traitement, mais qui se comportent mal vis-à-vis de lui et présentent une intolérance, qui oblige à le supprimer.

Ceci nous amène à commencer l'étude des contre-indications

à l'emploi des bains froids, que nous compléterons à mesure
que nous étudierons nos diverses catégories d'observations et
que nous résumerons dans nos conclusions.

L'action nuisible du bain froid chez des sujets appartenant
aux trois classes que nous venons d'étudier peut venir d'une
impressionnabilité extrême du système nerveux cutané agissant
par voie réflexe sur les centres nerveux respiratoires et circulatoires pour produire une dyspnée extrême avec sensation
parfois très-douloureuse de constriction de la poitrine, une
anxiété précordiale, une petitesse extrême du pouls pouvant
aller jusqu'à la menace de syncope ou la syncope confirmée.

Nous avons rencontré ces phénomènes dans plusieurs cas.
Dans le premier que nous allons citer, il y avait en même
temps des symptômes de congestion pulmonaire, ce qui le
rend un peu complexe et pourrait le faire placer ailleurs si les
phénomènes prédominants n'avaient été ceux que nous étu-
dions maintenant.

Obs. XXVIII. — Marie D..., âgée de dix-neuf ans, domestique, tempérament lymphatique nerveux, constitution débile. La malade entre le
4 mai, au quatrième jour, avec une température de 40°,8, des symptômes
abdominaux modérés. Elle est placée dans une autre salle où les bains
froids ne lui sont pas appliqués. Envoyée dans notre service le 10 mai,
elle présente les mêmes symptômes. Elle tousse un peu. A l'auscultation
on ne trouve que quelques râles sibilants disséminés. Température, 40°,5
le soir. On commence le traitement le 10, et l'on persiste malgré la
pâleur, le malaise, la constriction pectorale avec anxiété précordiale,
qu'accusait la malade à chaque bain. Les symptômes de défail-
lance avec pâleur vont en s'aggravant, et le 11 elle prend, étant au
bain, une véritable syncope; en même temps les signes de bronchite
augmentent d'intensité. On suspend les bains. La température s'était
abaissée considérablement sous leur influence, puisque le matin du 11
elle était à 38°,4 ; elle remonte dans la journée après la suspension et
atteint le soir 39°,4. Le 12, l'état de la malade s'étant amélioré, on
essaye de reprendre le traitement. Une nouvelle syncope nous décide à
le cesser définitivement à partir du 13 mai, quoique la température fût
remontée et atteignît, le 13, 39°,9, le 14 39°,8 et le 15 40°,2. L'examen
des poumons démontre à ce moment, au sommet gauche en avant et en
arrière, une matité relative, et à l'auscultation dans les mêmes points
une respiration très-rude et un peu sibilante, avec quelques râles sous-
crépitants secs. La température, après l'élévation qui suivit la suspension
des bains, s'abaissa lentement mais régulièrement par une série d'oscillations descendantes à partir du dix-huitième jour. Les symptômes pulmonaires persistèrent, mais en s'atténuant, jusqu'au 28 mai, accompagnés
longtemps d'une langueur extrême avec pâleur. A partir du 23 seulement les forces et l'appétit revinrent. Peu à peu tout rentra dans l'ordre
et la malade reprit ses forces en même temps que la toux et la matité du
sommet gauche disparaissaient graduellement.

Dans ce cas les phénomènes étaient complexes; mais les symptômes pulmonaires, par eux seuls, n'eussent peut-être pas contre-indiqué absolument les bains froids, si les syncopes répétées n'eussent obligé absolument à les suspendre.

Obs. XXIX. — Lucrèce L..., âgée de vingt-quatre ans, dévideuse. Cette malade, débile, toussait fréquemment et était habituellement oppressée. Elle entre le 3 juin, au septième jour d'une dothiénentérie, avec faiblesse, langue sèche et un peu de délire. Elle est envoyée dans notre service le 6 juin, avec une température de 40°,4 le soir, un pouls dépressible, pas de délire. L'auscultation n'indique à ce moment rien d'anormal. Toux peu fréquente. Mise au bain le jour de son entrée, elle présente chaque fois une anhélation très-marquée et très-pénible. La température s'étant abaissée rapidement au-dessous de 38°,5, en même temps que la langue s'humectait et que toutes les fonctions redevenaient normales, on put suspendre les bains au bout de trois jours, encore n'en prit-elle que deux le 9 juin. La convalescence s'établit normalement.

Certains faits observés ailleurs que dans notre service démontrent qu'il peut y avoir parfois un grand danger, dans les cas où existent les accidents dont nous venons de parler, à s'obstiner à administrer le traitement.

L'un de nous vit pendant son bain un malade de la ville devenir d'une pâleur extrême, accusant en même temps des vertiges, de l'éblouissement, le pouls devenant excessivement petit et faible. Retiré du bain après quatre minutes, il resta longtemps couvert d'une sueur froide, ne revenant que lentement à son état antérieur.

On a cité des cas de mort subite dans des conditions analogues, mais n'en ayant pas été témoins et ne possédant pas sur eux des renseignements suffisants, nous préférons ne pas en tirer parti pour appuyer nos affirmations.

Chez une malade mise au bain froid vers la fin d'une dothiénentérie régulière et observée avant que nous ayons une expérience suffisante de ce traitement, nous avons observé aussi un état d'anéantissement complet, avec refroidissement des extrémités persistant cinq ou six heures.

Ces cas nous paraissent démontrer qu'on rencontre exceptionnellement des sujets dont on ne peut pas impunément refroidir brusquement la totalité de la surface cutanée, dans l'état de faiblesse où les met la dothiénentérie, sans s'exposer à troubler gravement les fonctions respiratoires et circulatoires.

Il se produit ici ce que tout le monde a éprouvé en se plongeant brusquement dans l'eau d'une rivière à la température de 20 degrés quand on n'en a pas l'habitude, avec cette différence que la dyspnée et les troubles cardiaques et circulatoires

cessent immédiatement chez un sujet bien portant et qui amène
la réaction par des mouvements, tandis que ces accidents
peuvent acquérir une gravité très-grande chez des sujets im-
mobiles et faibles.

Il se peut que l'état graisseux ou granuleux de la fibre
musculaire du cœur ne soit pas étranger à l'état syncopal qui
se produit alors.

En dehors des accidents que nous venons d'étudier, il est
encore des cas où le traitement de Brand ne donne que de
mauvais résultats, alors même que tout semblerait indiquer
leur emploi et que le malade appartiendrait à cette catégorie
à laquelle ils conviennent spécialement, de maladies à symptômes moyens, inquiétantes seulement par l'élévation de la
température.

Obs. XXX. — Marie D..., âgée de vingt-trois ans, domestique. Elle
est d'une constitution robuste. Elle entre le 31 mai, environ au cinquième
jour d'une dothiénentérie à symptomatologie ordinaire prise par contagion.
Elle est notablement abattue, mais les facultés intellectuelles sont dans
un état normal. Elle accuse un état de malaise très-prononcé qu'elle ne·
sait pas définir. Sa température est à 40°,4 le soir. Mise immédiatement
au bain, elle présente d'abord pendant six jours ce phénomène que le
bain ne produit qu'un abaissement immédiat de quelques dixièmes de
degré, notablement moindre que celui qu'on observe dans la plupart des
cas. Plus tard, l'abaissement se prononce un peu plus, mais constamment
la malade accuse une sensation de malaise extrême, d'anxiété précordiale
dans le bain, et son état général ne s'améliore nullement à la suite. Le
traitement est continué néanmoins avec persévérance. Après douze jours,
on observe à deux reprises un symptôme tellement paradoxal que nous
ne le mentionnons que sous réserve, ne l'ayant pas constaté nous-même
directement : à la suite du bain il se produit, au lieu d'un abaissement
de température, une élévation immédiate de 3 ou 4 dixièmes. En tout
cas, il est de plus en plus mal toléré, et nous nous décidons à le suspendre, la température étant encore le soir de 40°,4. Le surlendemain
de la suspension l'état général s'améliore beaucoup et la période d'oscillations descendantes de la température commence à s'établir jusqu'à la
convalescence complète. Les symptômes graves paraissent cesser comme
par enchantement dès qu'on cesse le traitement; la langue s'humecte et
la convalescence s'établit bientôt.

Les cas qui se comportent ainsi sont du reste rares, mais ils
ne prouvent pas moins qu'une étude attentive de la manière
dont le traitement est toléré par les malades vaudrait mieux
qu'une affirmation absolue sur son efficacité dans tous les cas,
sans distinction et sans exception.

III

DEUXIÈME GROUPE. — CAS AYANT PRÉSENTÉ DES COMPLICATIONS.

Nos observations montreront que la prétention de prévenir ou de combattre efficacement toutes les complications par la méthode de Brand ne peut être admise.

Nous avons observé, en effet, chez nos malades des accidents de nature diverse qui ne peuvent être désignés par un autre nom.

Les uns ne pouvaient être attribués au bain et ont été améliorés par lui, les autres ont été causés ou aggravés par le traitement.

A. *Angines et laryngites.*

Nous mentionnerons d'abord les angines et les laryngites.

Tantôt les angines furent antérieures, tantôt postérieures de quelques jours à l'emploi du bain.

Dans deux cas de la première classe déjà cités (obs. XIV et V), cette complication céda rapidement, l'emploi du bain étant continué. Nous ne les avons pas placés ici à cause du peu d'importance de la complication.

Dans les cas d'angines et laryngites postérieures au traitement, on prescrivit, d'après les préceptes de Brand, des compresses froides autour du cou.

Obs. XXXI. — Marie J..., âgée de dix-neuf ans, entre le 17 mai, au cinquième jour. Symptômes modérés. La température atteint 40 degrés au maximum le onzième jour, est souvent peu élevée relativement, probablement sous l'influence des bains. Le onzième jour, avant que la défervescence fût définitive, elle accusa les signes d'une angine érythémateuse ordinaire. On applique régulièrement des compresses froides autour du cou. Trois jours après la douleur et la rougeur de gorge étaient très-diminuées. On put cesser les bains définitivement au quatorzième jour, et la convalescence fut régulière. Elle sortit en bon état après avoir pris 70 bains.

Obs. XXXII. — Marie Ph..., âgée de vingt ans, entre le 4 mai, au septième jour. Température, 41 degrés. État adynamique, stupeur, abattement, ballonnement considérable du ventre, un peu de bronchite. Bain froid. Le 6, état déjà très-amélioré, réponses nettes. Symptômes d'angine érythémateuse. On joint aux bains des compresses autour du cou et sur tout le tronc ; au bout de peu de jours l'angine avait disparu. Le 11 mai, la température s'abaisse un peu, 39°,5, le soir. Le 21 aggravation, sécheresse de la langue, somnolence. la température remonte à

40°.2, pouls petit, ballonnement considérable du ventre. A partir du 28,
tous les symptômes s'amendent et les oscillations descendantes s'éta-
blissent.

Ce cas aurait pu être classé dans les observations de dothiénentérie adynamique grave, si nous n'avions voulu le citer ici
à cause de la complication améliorée après l'emploi des compresses froides autour du cou.

Obs. XXXIII. — Marie R..., âgée de seize ans, de bonne constitution,
entre le 25 avril, au quatrième jour. Forme assez grave. Pouls à 112,
température à 40°,5, langue un peu sèche, selles abondantes. Elle n'est
mise au bain que le neuvième jour. La température s'abaisse depuis le
treizième jour, quatrième du traitement ; mais à partir de ce moment
toux fréquente, quinteuse, signes de bronchite généralisée et en même
temps aphonie presque complète et rougeur intense de la gorge. On applique des compresses froides sur la poitrine et le cou. Le dix-huitième
jour l'aphonie avait diminué considérablement, la toux était moins sèche.
Le dix-neuvième jour on pouvait cesser à la fois et les bains et les compresses, tous les symptômes allaient en s'atténuant ; cependant l'aphonie
persista encore en partie. Quelques frictions d'huile de croton sur le cou
achevèrent de faire disparaître la laryngite. Elle sortit guérie après avoir
pris 60 bains.

Obs. XXXIV. — Joséphine B..., domestique, âgée de vingt-quatre
ans, entre le 22 avril, au quatrième jour, dans un état adynamique très-
prononcé. Faiblesse extrême, titubation, céphalée Le pouls est à 100,
la température monte jusqu'à 40°,5. L'angine existait dès le début. La
température reste élevée jusqu'au seizième jour ; à partir de ce moment,
oscillations descendantes. Le onzième jour, l'angine, qui avait persisté,
augmente beaucoup ; il se produit en même temps de l'enrouement et de
la toux. Au dix-septième jour, la douleur est de plus en plus vive dans
le larynx et la trachée. On remplace les compresses froides par une vessie
de glace maintenue à demeure sur la région douloureuse ; le lendemain,
on enlève la glace, qui a été tolérée vingt-quatre heures mais a amené
des douleurs vives dans le cou et au niveau du sternum. Le 9 mai, vingt
et unième jour, on renonce aux applications froides et l'on donne des
boissons légèrement tièdes. L'état général s'était amélioré notablement,
malgré la persistance de températures élevées le soir. A partir du vingt-
cinquième jour, les symptômes laryngiens s'amendent, quoique l'aphonie
persiste, et la convalescence s'établit franchement. Ce n'est que trois
jours après, à la suite de frictions répétées d'huile de croton devant le
larynx, que la voix commence à revenir. La malade sort complétement
guérie le 20 mai, après avoir pris 85 bains.

En résumé, sur quatre cas où existait la complication d'angine, deux où cet accident était léger ont été notablement
améliorés après l'application de compresses froides sur le
devant du cou. Dans deux où l'angine était tenace et compli-

quée de laryngite, les applications réfrigérantes produisirent une amélioration une fois, furent de nul effet et même nuisibles dans le dernier.

Chez la malade qui fut améliorée, il fallut néanmoins y ajouter les révulsifs, qui furent seuls efficaces chez la dernière.

Le bain froid me paraît être la cause de cet accident insolite, ou tout au moins de l'extension de l'inflammation au larynx dans ces deux cas.

Les angines diphthéritiques, dont nous pourrons citer deux cas, ne peuvent, nous le croyons, lui être attribuées, car elles furent observées relativement beaucoup plus nombreuses dans l'un des hôpitaux militaires de Lyon où l'on n'employa pas le traitement de Brand.

OBS. XXXV. Marie V..., âgée de dix-neuf ans, assez frêle de constitution, entre le 26 avril, au huitième jour, dans le service du docteur Tripier. Elle présente les symptômes ordinaires d'une fièvre typhoïde adynamique de médiocre intensité. Nous n'avons pas de données sur la température pendant les deux premiers septénaires. Elle est traitée par les bains froids dès le début, et ce traitement est continué malgré l'apparition au vingtième jour d'une angine diphthérique sous forme de plaques grisâtres sur le pharynx et le voile du palais, qu'on cautérise énergiquement avec le nitrate d'argent et qui disparaissent en huit jours. Amenée le 21 mai dans notre service, elle présente un état typhique encore assez marqué et une température basse le matin, mais qui s'élève jusqu'à 39°,8 le soir et ne s'abaisse définitivement qu'au trente-cinquième jour. Le 26 mai, il se produit un phlegmon suppuré de la main qui s'ouvre très-rapidement et se cicatrise avec une rapidité étonnante après l'application permanente d'une vessie de glace. La convalescence de la malade est ensuite régulière.

OBS. XXXVI. — Julie D..., âgée de vingt-cinq ans, domestique, assez robuste, entre le 22 avril, au troisième jour d'une dothiénentérie à symptômes réguliers. La température monte cependant le lendemain soir, quoique le traitement ait été commencé le matin, au chiffre très-élevé pour une si courte durée de la maladie, de 40°,5. La maladie présente peu de symptômes saillants, la langue reste humide. Dès le onzième jour, la température baisse régulièrement, et l'on peut cesser totalement les bains à partir du quinzième jour, tous les symptômes s'étant amendés. Le 9 mai, vingtième jour, alors que la malade est en convalescence et sans élévation nouvelle de température, il se produit un exsudat diphthéritique très-consistant, blanc grisâtre, qui s'étend rapidement à tout le voile du palais et le pharynx. Cette complication n'amène aucune élévation de température ; en deux jours les cautérisations au nitrate d'argent en font justice. Le vingt-deuxième jour, sans cause appréciable, la température s'élève de nouveau et atteint le lendemain soir 40°,6 ; mais cette hyperthermie ne persiste que deux jours et la convalescence s'établit franchement après quelques bains donnés de nouveau.

Ce qui confirme, on le voit, l'opinion déjà émise, que le traitement avait été complétement étranger à la diphthérie dans ces deux cas, c'est que la complication ne s'est produite pour l'un d'eux que lorsqu'il était suspendu déjà depuis quelques jours.

Dans le premier, nous ferons remarquer que la température a présenté une résistance insolite à l'emploi du bain froid, et que l'hyperthermie, au lieu de céder dès le quatorzième jour ou plus tôt, comme dans l'immense majorité de nos observations, a persisté jusqu'au trente-cinquième jour.

B. *Bronchites intenses et pneumonies.*

Nous passerons maintenant à une classe de complications de la plus extrême importance et qu'il est nécessaire, au point de vue du traitement de Brand, d'étudier avec une scrupuleuse attention, parce que c'est ici que nous rencontrons les plus graves reproches à faire à la méthode appliquée sans discernement à tous les cas.

Nous diviserons nos observations en trois sections :

1° Malades ayant présenté des accidents pulmonaires qui se sont améliorés malgré ou par la continuation des bains froids.

2° Malades dont la complication thoracique a été aggravée par la continuation des bains.

3° Malades chez lesquelles, le traitement paraissant nuisible, on a amené une transformation très-favorables par sa suspension.

1° *Malades ayant présenté des accidents pulmonaires, et améliorés malgré ou par la continuation des bains froids.*

Obs. XXXVII. — Catherine B..., domestique, âgée de vingt-quatre ans, de constitution robuste, entre le 24 mai pour une rechute de dothiénentérie dont elle avait été traitée par les bains froids dans un autre service. Elle arrive avec une température de 40 degrés, un affaissement considérable et une bronchite généralisée et profonde. La poitrine est remplie dans toute son étendue de râles sous-crépitants fins, secs et sibilants. On administre les bains et l'on place des vessies de glace sur la poitrine, mais la malade ne peut les supporter plus d'un jour ; elles lui causent de vives douleurs. Après le troisième jour du traitement, la température s'abaisse, l'état général est meilleur et les râles sibilants et sous-crépitants sont plus rares et disséminés. La toux persiste cependant fréquente. Le 2 juin, on peut supprimer une partie des bains. La température n'atteint plus que 39 degrés au maximum. La toux et tous les autres symptômes vont en diminuant graduellement. Le 18, elle est dans un état presque normal. La toux a complétement disparu.

Obs. XXXVIII. — Jeanne V..., âgée de trente ans, entre le 19 mai, au huitième jour. Forme moyenne. Pas de symptômes saillants. Au vingtième jour, douze jours après le commencement des bains, bronchite de médiocre intensité. Les bains sont continués et l'on ajoute des compresses froides sur la poitrine. Une amélioration rapide de tous les symptômes se produit. Elle sort après avoir pris 86 bains.

Obs. XXXIX. — Joséphine Dr..., domestique, âgée de vingt-sept ans, entre le 15 mai, au huitième jour, dans le service du docteur Chavanne. Elle présente les signes d'une dothiénentérie assez grave à forme adynamique, avec somnolence et hébétude et un peu de submatité avec râles accumulés à la base, en arrière et à droite. Elle est envoyée dans notre service le 18 mai. A son entrée, elle présente une température de 39°,5 le soir, de la toux, de la submatité aux deux bases en arrière, avec râles sous-crépitants nombreux. Mise immédiatement au bain froid, mais sans application de compresses froides sur la poitrine, la température s'abaisse assez rapidement pour qu'on puisse supprimer une partie des bains dès le second jour, en même temps que l'état général s'améliore. Les râles sous-crépitants deviennent moins nombreux. On peut supprimer totalement les bains après cinq jours. Les symptômes pulmonaires vont en diminuant et la malade entre franchement en convalescence, quoique la toux persiste assez longtemps. Elle sort le 24 juin en bon état.

Voilà trois observations de valeur inégale, mais toutes trois favorables à la persistance dans l'emploi du traitement de Brand dans les accidents pulmonaires.

Dans le premier cas, les vessies de glace autour de la poitrine ne purent être tolérées, mais parurent avoir agi plutôt favorablement sur l'inflammation bronchique elle-même pendant le peu de temps qu'elles furent employées. Les bains froids furent continués et la résolution d'une bronchite profonde fut très-rapide.

Dans le second, le peu d'intensité des accidents pourrait faire penser que la bronchite a guéri par suite de son cours naturel. En tout cas elle n'a pas été aggravée par le traitement.

Dans le troisième, les bains paraissent avoir été favorables à la résolution d'une broncho-pneumonie ou engouement de la base des poumons.

Nous pouvons en rapprocher quelques observations citées dans d'autres parties de ce travail, où une bronchite peu intense ne fut nullement aggravée par le traitement (obs. IV, V, XVIII, XXVI, XXXII).

Ces faits prouvent sans doute que l'emploi du froid peut être utile parfois, ou tout au moins n'être pas défavorable dans quelques cas où existent des complications pulmonaires peu intenses ; mais si l'on considère ceux que nous citons plus loin, ils démon-

trent aussi combien est variable la manière de se comporter
des malades de cette catégorie.

En tout cas, ils sont loin de suffire pour affirmer d'une manière générale l'efficacité certaine et constante de cette méthode contre les accidents de cet ordre.

Nous la considérons, au contraire, comme plus souvent
nuisible, et parfois comme la cause même de la complication,
ainsi que le prouvent les observations de notre seconde catégorie.

*2° Malades chez lesquelles la complication thoracique a été causée
ou aggravée par le traitement.*

Dans cette catégorie nous rencontrerons des malades qui
guérirent malgré l'effet évidemment nuisible du traitement,
et d'autres chez lesquelles la mort fut très-probablement la
conséquence de la persévérance dans son emploi.

Obs. XL. — Marie T..., âgée de vingt-cinq ans, ménagère, embon-
point notable, mais constitution lymphatique ; elle est en outre rhuma-
tisante Elle entre le 20 mai, au cinquième jour d'une dothiénentérie à
forme adynamique, présente une température de 40°,4 le soir. Elle se
plaint de souffrir beaucoup dans l'épaule gauche, quoique l'articulation
ne soit pas gonflée. La douleur se propage le long du bras, qui présente
manifestement une température plus élevée que celui du côté opposé.
Elle est mise au bain le lendemain de son entrée.

Le 22 mai, signes d'angine légère, et en même temps quelques crachats mélangés de sang noir jus de pruneau, presque sans toux. Rien à
l'auscultation. La température s'élève à 40°,7. Les jours suivants la malade ne délire pas, mais est très-abattue et accuse un malaise constant.

Le 25, menace de syncope au bain.

Le 26, crachats jus de pruneau plus abondants, douleur dans tout le
côté gauche de la poitrine. L'auscultation ne fait percevoir absolument
aucun signe appréciable.

Les jours suivants, elle présente à trois reprises de petites crises épilep-
tiformes avec perte de connaissance passagère, écume à la bouche et face
convulsée. Ce symptôme anormal ne se renouvelle plus ; nous n'avons pu
savoir si la malade y était sujette avant sa maladie.

Le 30 mai, l'état général est un peu meilleur, quoiqu'elle crache toujours du sang noir. Très-peu de toux, absolument rien d'appréciable à
l'auscultation la plus attentive. La température commence à s'abaisser un
peu. L'état général s'améliore, mais la toux devient de plus en plus
fréquente, accompagnée de crachats muqueux et qui ne contiennent plus
de sang. La température n'a pas subi de nouvel abaissement, atteint
souvent jusqu'à 39°,8. Les bains sont continués jusqu'au 13 juin ; elle
cesse alors de s'élever au-dessus de 38°,5.

Le 16 juin, on constate pour la première fois un peu de submatité et
d'expiration prolongée au sommet droit en arrière, et en avant, au même
niveau, quelques râles sibilants.

Le 18, la matité a augmenté. Il y a de la respiration soufflante dans la fosse sous-épineuse et des râles sous-crépitants à la partie moyenne du même poumon. La température s'est élevée de nouveau jusqu'à 39°,8. Bientôt l'expectoration devient muco-purulente, puis purulente et abondante. Il se produit un amaigrissement rapide et de nouveau un abattement profond et du subdélirium. Malgré les signes stéthoscopiques peu accusés, nous regardons comme probable une suppuration du sommet du poumon droit, au centre du lobe supérieur.

Cependant, à partir du 24 juin, la sécrétion purulente diminue, la toux également, les forces et l'appétit reviennent peu à peu. La température s'abaisse de nouveau. Il semble que la lésion pulmonaire se soit réparée, car on ne trouve plus que de l'obscurité de la respiration au niveau des points mats.

La malade est encore dans notre service; elle s'améliore chaque jour.

Nous croyons que dans ce cas, comme dans un autre que nous citerons plus loin, il y a eu au sommet droit un point de splénisation pulmonaire qui s'est manifestée par les crachats jus de pruneau; que cette lésion, d'abord centrale et par suite ne pouvant donner des signes stéthoscopiques, s'est ensuite étendue en se rapprochant de la surface et en produisant de la matité; plus tard, nous pensons que le poumon a suppuré dans quelques points, et que c'est à ce moment que la malade, après avoir eu une apparence de convalescence, a présenté de nouveau un état général adynamique très-grave; qu'enfin cette lésion s'est réparée en même temps que toutes les fonctions s'amélioraient. Nous croyons que le traitement n'a pas été étranger à cette complication. Les pneumonies ne sont, en effet, pas rares dans la dothiénentérie; mais elles occupent un autre siége et ne se terminent pas d'habitude par suppuration.

Nous devons maintenant citer quatre observations où la terminaison fut fatale et discuter la part qu'on peut attribuer au traitement dans l'issue funeste de la maladie.

Obs. XLI. — Élise L..., âgée de seize ans, constitution débile. On peut avoir à peine des renseignements, à cause de l'état profond d'abattement où elle se trouve. On ne peut savoir d'une façon positive si elle toussait; cependant les personnes qui l'entouraient, interrogées sur son compte, n'indiquent comme maladie antérieure que des migraines fréquentes et de la dysménorrhée. Elle entre le 22 avril, au cinquième jour, présentant une température de 40°,5, avec les signes d'une adynamie très-profonde, une somnolence dont on peut à peine la tirer, des selles très-abondantes, une langue très-sèche et seulement quelques râles sous-crépitants disséminés dans le poumon droit.

Elle est mise au bain immédiatement.

Elle présente exactement les mêmes symptômes jusqu'au 6 mai, époque où la langue s'humecte en même temps que les facultés intellectuelles se réveillent un peu. La température avait d'ailleurs commencé à s'abaisser depuis le 28 avril, mais tout en se maintenant encore le soir entre 39 degrés et 39°,5 et elle continue à osciller entre 38 degrés et 39°,5 jusqu'au 8 mai.

Depuis le 4 mai, les symptômes pulmonaires augmentent d'intensité, les râles sous-crépitants, se multiplient dans les deux poumons en arrière. Les bains sont d'ailleurs continués, et l'on y joint, le 4 mai, des compresses froides sur la poitrine. Pendant que l'état général s'améliore, les râles deviennent plus nombreux ; ils sont toujours fins, mais il s'en produit aussi qui sont à grosses bulles et plus humides. Les compresses froides ne peuvent être tolérées, et en présence de l'aggravation des symptômes pulmonaires les bains sont suspendus le 6 mai, la température montant encore chaque soir entre 39 degrés et 39°,5, l'expectoration étant devenue tout à fait purulente, jaune, grisâtre, un peu rosée, épaisse.

La suspension des bains n'empêche pas la température de décroître, mais en même temps les forces, qui avaient paru revenir, se perdent graduellement, l'amaigrissement fait de rapides progrès, l'expectoration devient de plus en plus abondante ; la diarrhée, qui avait diminué, redevient intense ; les râles, qui remplissent la poitrine, sont de plus en plus humides et à grosses bulles, et la mort arrive le 14 juin, la température s'étant élevée de nouveau graduellement, et avec de nombreuses oscillations, jusqu'à atteindre 40 degrés dans les dix derniers jours de la vie.

L'*autopsie* présenta des plaques de Peyer presque complétement cicatrisées, de larges ulcérations sur le gros intestin. Les poumons étaient remplis de foyers de pneumonie caséeuse de différents volumes, à différents degrés d'évolution, de cavernes et de granulations grisâtres non encore caséifiées, plus volumineuses que les granulations grises demi-transparentes ordinaires. Dans les intestins se trouvaient de loin en loin des amas de granulations blanchâtres évidemment tuberculeuses.

Voilà donc un cas où une phthisie pulmonaire, suivie de généralisation tuberculeuse à l'intestin, s'est développée pendant l'administration du traitement et alors que la malade ne présentait à son entrée que des signes de bronchite assez limités. Nous nous garderons bien d'en rendre exclusivement responsable le traitement, mais nous croyons pouvoir affirmer qu'il a favorisé l'éclosion de la maladie à laquelle le sujet était prédisposé. Il n'est pas rare de rencontrer des cas analogues de phthisie pulmonaire suivant immédiatement une dothiénentérie, même en dehors de l'emploi du bain froid ; mais on ne voit pas en général aussi rapidement la bronchite se transformer en pneumonie caséeuse suppurée.

Ce fait est d'autant plus intéressant qu'il nous montre les accidents adynamiques les plus graves et pouvant faire présager une mort certaine, admirablement modifiés par le traitement, quoique la lésion pulmonaire intercurrente née sous nos yeux ait entraîné la mort.

Ce qui explique que nous ayons persisté dans l'emploi de la réfrigération, malgré l'état des poumons, c'est qu'alors les symptômes n'indiquaient qu'une pneumonie catarrhale, qui pour Brand n'est nullement une contre-indication.

Obs. XLII. — Marie M..., domestique, âgée de vingt-cinq ans, entre le 19 avril 1874, au quatrième jour, avec une température de 40°,6 le soir, une adynamie assez prononcée, une diarrhée abondante. un peu de délire nocturne et une langue très-sèche. Elle tousse assez fréquemment et l'auscultation démontre quelques râles sous-crépitants fins mais dissé-minés.

Mise au bain le lendemain de son entrée, elle reste dans le même état, sans amélioration de l'état général, jusqu'au 30 avril, quinzième jour.

A ce moment la toux devient fréquente, et l'on constate des râles sous-crépitants fins excessivement nombreux dans le poumon gauche, à la base, avec une respiration un peu soufflante au même niveau.

Le 28 avril, malgré les symptômes de pneumonie et la persistance de l'état adynamique, la température avait commencé à baisser un peu, atteignant cependant encore jusqu'à 39°,3 le soir.

Le 1er mai, seizième jour, la langue s'humecte, le facies devient meilleur, mais les symptômes pulmonaires s'aggravent. Dyspnée, expec-toration muqueuse épaisse, râles ronflants et sous-crépitants très-nom-breux, surtout aux bases.

On suspend alors seulement les bains. Les accidents pulmonaires s'ag-gravent de plus en plus, la malade tombe dans le coma, il se produit une teinte subasphyxique de la face, et la malade meurt le 3 mai, sans qu'aucun symptôme ait pu nous faire soupçonner une péritonite. Le ventre n'était pas douloureux, il n'y avait eu ni hoquet, ni vomissement.

A l'*autopsie*, on trouve les poumons engoués aux bases et en arrière, encore crépitants cependant, sauf le gauche, dont le bord inféro-posté-rieur est complétement imperméable à l'air. Les plaques de Peyer, nom-breuses, présentent toutes un exsudat jaune, épais, non encore éliminé. Une de ces eschares, en se détachant, a amené une perforation qui a produit une péritonite.

Nous avons cité ce cas, quoique la mort ait été évidemment causée ici par une perforation intestinale ayant amené une péritonite restée latente parce que l'aggravation des symptômes pulmonaires nous a paru résulter du traitement. Au moment où la température commença à baisser un peu, chaque bain amenait une toux très-pénible, quinteuse, et une dyspnée in-tense. Nous voulûmes néanmoins persister, nous fiant encore aux affirmations de Brand sur la nécessité de ne pas inter-rompre le traitement dans ces cas; mais cela nous parut évi-demment nuisible, et si la mort n'était pas survenue par le fait de la perforation intestinale, il est bien probable qu'elle fût résultée de l'engouement pulmonaire.

Obs. XLIII. — Antoinette C, âgée de vingt deux ans, entre le 9 mai dans un autre service, présentant les symptômes ordinaires d'une dothiénentérie adynamique, des épistaxis, une température à 41 degrés, le pouls à 112, une diarrhée intense. La toux est fréquente, et à l'auscultation on constate des râles sous crépitants et sibilants disséminés dans les deux poumons.

Traitée dès le début par les bains froids, elle est transportée dans notre service le 19 mai. Elle présente alors les mêmes symptômes. L'expectoration est muqueuse grisâtre.

Les bains sont continués et la poitrine est entourée de compresses froides qui sont maintenues avec soin jusqu'au jour où les bains sont suspendus La température présente d'abord un léger abaissement remontant cependant le soir à 40 degrés ou environ. L'adynamie persiste, mais les symptômes pulmonaires paraissent s'amender, il y a beaucoup moins de râles.

Le 23 mai, cette amélioration de l'état de la poitrine est très-notable, la toux a diminué beaucoup, mais depuis la veille la température a subi une ascension qui la porte le soir à 40°,3.

Le 24, aggravation considérable. La toux a augmenté, les râles sont beaucoup plus nombreux aux deux bases en arrière ; l'expectoration reste blanche, mais visqueuse.

Le 25 et le 26, la température s'est encore élevée et atteint 40°,4 le soir. Pouls, 112. La malade se plaint depuis quatre jours d'arthralgies très-vives dans les pieds, siégeant dans toutes les jointures, sans gonflement. Expectoration épaisse, muco-purulente. Toux très-fréquente ; les râles sont plus nombreux.

Le 27, la malade est prise, dans le bain, d'une menace de syncope avec grande gêne de la respiration ; depuis ce moment, refroidissement continuel de la face et des extrémités, quoique les bains froids aient été cessés, ainsi que les compresses, et qu'on ait donné une potion fortement stimulante. La température centrale reste toujours élevée.

Le 28, abattement considérable, râles trachéaux, pâleur extrême, traits étirés. Température, 40 degrés. Mort, peu après.

Autopsie. — On constate l'existence d'ecchymoses cutanées très-étendues à l'abdomen et d'infiltrations sanguines dans plusieurs muscles.

Les poumons sont généralement engoués. Ils sont restés cependant un peu crépitants, sauf dans quelques lobules disséminés çà et là, où l'on trouve une véritable hépatisation.

Foie et reins un peu graisseux. Rate hypertrophiée.

Dans l'iléon trace de huit plaques, qui ont été évidemment ulcérées mais qui ne sont plus représentées que par des cicatrices ardoisées. Il n'y en a que 2 à 6 centimètres au-dessus de la valvule iléo-cæcale dont la réparation ne soit pas complète.

Cette observation nous paraît des plus concluantes. Nous avons ici continué les bains et les applications froides avec une persévérance qui pourrait être jugée sévèrement si nous n'avions été encore influencé par les affirmations si positives de Brand et de son élève sur leur utilité dans la pneumonie des typhisants, et s'il n'y avait eu pendant plusieurs jours une amélioration trompeuse. Nous ferons remarquer les ecchymoses sous-cutanées et musculaires, lésion qu'on peut raisonnablement attribuer aux perturbations de l'innervation des artérioles ou des veinules et à la stase sanguine causée par le refroidissement.

Obs. XLIV. — Catherine C..., âgée de dix-neuf ans, domestique, d'une très-bonne constitution, entre le 22 avril, au troisième jour. Les symptômes sont tout à fait ceux d'une dothiénentérie régulière avec adynamie assez prononcée. Les épistaxis sont abondantes et répétées. La langue est sèche, la diarrhée abondante, le ventre ballonné ; il y a de l'abattement et de la somnolence sans délire.

Le lendemain de son entrée, la température du soir est à 40°,6, le pouls, très-dépressible, à 120.

Le 23 mai rien à l'auscultation. La malade est mise au bain. Les symptômes sont à peu près les mêmes jusqu'au 28.

Le 27 (huitième jour), il se produit une éruption de taches rosées excessivement abondantes sur le ventre et la poitrine. On commence à constater une toux assez fréquente.

Le 28, quelques crachats sanglants, quoique l'auscultation n'indique que des râles sibilants.

Le 29 et le 30 (onzième jour), l'état général s'améliore. La température, toujours très-élevée et supérieure à 40 degrés le soir jusqu'à ce moment, s'abaisse un peu. Il y a moins d'abattement et de somnolence, le facies est meilleur.

Le 3 mai, pour la première fois, aux signes de bronchite constatés seuls jusqu'alors se joignent des symptômes de pneumonie bien caractérisés. Les crachats sont teintés de sang. Il existe du souffle tubaire dans les deux tiers de la hauteur du poumon droit. La température s'est de nouveau élevée et ne s'abaisse plus au-dessous de 40 degrés. Les bains sont suspendus pendant vingt-quatre heures.

Le lendemain, sur les instances de M. Glénard, qui nous affirme que Brand amène toujours la résolution de la pneumonie chez les typhisants par l'emploi du froid, nous nous décidons à envelopper la poitrine de compresses et à envoyer la malade au bain de nouveau.

Le 7 mai, l'expectoration est devenue de plus en plus abondante, grisâtre et purulente. Toute la moitié inférieure droite du thorax est mate et l'on y entend de gros râles qui simulent le gargouillement et font croire, ainsi que l'expectoration, à une suppuration du poumon.

L'affaissement de la malade est considérable, quoiqu'elle ait conservé sa lucidité d'esprit depuis le moment où les symptômes typhiques ont diminué. La température est à 39°,6. Les bains sont suspendus de nouveau. Le soir, elle tombe dans un coma profond avec râles trachéaux, et meurt par asphyxie produite par l'engorgement des bronches.

L'*autopsie* nous montre, contre notre attente, les lésions qui caractérisent la splénisation avec imperméabilité complète à l'air de toute la hauteur du poumon droit en arrière et de la partie la plus inférieure du gauche, et non une hépatisation grise.

Les plaques de Peyer sont représentées par des cicatrices ardoisées saillantes ou des ulcérations en voie de réparation et à surface rosée.

Près de la valvule, des plaques très-nombreuses, et qui occupent tout le pourtour de l'intestin, présentent encore de nombreux débris d'exsudat non éliminé encore adhérents, enchâssés dans la surface rouge et bourgeonnante des ulcères. La fibre musculaire du cœur est fortement décolorée, quoique simplement granuleuse et non graisseuse au microscope.

Cette observation nous paraît très-probante, la toux et les symptômes pulmonaires ont été constamment accrus par la persévérance que nous avons mise à continuer les bains, car nous regardons la suspension de vingt-quatre heures comme sans importance.

Nous pensons que le traitement a été pour beaucoup dans la production de cette pneumonie, qui a déterminé la mort d'une malade en voie d'amélioration lorsque cette complication s'est produite.

3° *Cas avec complications pulmonaires améliorées par la suspension du bain.*

Comme contre-épreuve des plus probantes, il nous reste à citer les cas d'accidents pulmonaires où la suspension du bain a eu l'influence la plus heureuse sur la marche de la maladie alors que l'état des malades s'aggravait constamment par la continuation du traitement.

Obs. XLV. — Mélanie S..., âgée de dix-huit ans, domestique, robuste, entre dans notre service le 21 avril, au septième jour d'une dothiénentérie ataxo-adynamique bien caractérisée, avec une température de 40°,6 le soir, un pouls petit à 120, un ventre ballonné et une diarrhée abondante, des taches rosées et un peu de toux sans expectoration.

Le traitement est commencé le lendemain de son entrée.

Le 24 avril, délire violent.

Le 26, les facultés sont dans un meilleur état. La température reste toujours élevée.

Le 27, il n'y a plus de délire que la nuit, plutôt de la rêvasserie.

Le 28, la température commence à baisser une partie de la journée, s'élevant encore à 40°,4.

Le soir, la toux augmente d'intensité, et l'ont trouve à l'auscultation des râles sous-crépitants disséminés dans toute l'étendue des poumons.

Le 29, l'abattement augmente.

Du 30 au 2 mai, amélioration de l'état général ; la poitrine est dans le même état, la température ne s'élève plus qu'à 39°,7 au maximum.

Le 3 mai, toux très-fréquente, dyspnée intense et inquiétante pendant les bains. La poitrine est littéralement pleine de râles sibilants et sous-crépitants.

On suspend les bains le 4 au matin (la malade en avait pris 76 ; on donne pour tout traitement 40 grammes de rhum par jour.

Le 5, matité au niveau de l'épine de l'omoplate droite, souffle à ce niveau, râles sous-crépitants moins nombreux, respiration plus facile. La température est remontée à 40 degrés le soir. Crachats brunâtres, visqueux, peu abondants.

Le 6, amélioration de l'état général. La température baisse un peu, le souffle a disparu, beaucoup moins de toux et de dyspnée, encore des râles sous-crépitants disséminés mais moins nombreux, la matité diminue.

Le 8 et le 9, la tempéra'ure commence à s'abaisser. Il se produit une parotidite. Les signes stéthoscopiques de la pneumonie se retrouvent seulement dans les grandes inspirations. Crachats blancs, visqueux, aérés. Depuis, amélioration graduelle, les râles disparaissent, la température s'abaisse graduellement à 37°,5. Elle est franchement en convalescence à partir du 24 mai, quarantième jour.

Il nous paraît impossible de nier que la suspension des bains n'ait été le signal d'une véritable transformation de la malade au point de vue des accidents pulmonaires, et nous y voyons la preuve que ce mode de traitement a joué un rôle important dans la production de cette complication.

Il en a été de même dans l'observation suivante, où les accidents ont été de nature un peu différente.

Obs. XLVI. — Judith R .., cuisinière, âgée de vingt-six ans, entre le 27 avril. Elle est au neuvième jour d'une dothiénentérie d'une gravité moyenne. Elle passe dans notre service le 29 avril. Elle est mise au bain le lendemain.

Elle présente une température de 40°,4 le soir, une langue humide, un pouls à 116, un état normal des facultés, quoiqu'elle soit abattue, de la constipation, du ballonnement du ventre. Quelques râles sibilants disséminés se font entendre à l'auscultation.

Du 3 au 8 mai même état. La température ne diminue que passagèrement ; la toux est intense pendant les bains et est accompagnée d'une sensation douloureuse dans la poitrine.

Le 12, la malade étant au bain expectore brusquement une grande quantité de sang noirâtre coagulé. On trouve à la percussion, à partir de l'épine de l'omoplate jusqu'au sommet, une matité notable, accompagnée de râles sous-crépitants à grosses bulles Dans tout le reste de ce poumon, râles sous-crépitants moyens. A droite, il en existe aussi tout à fait à la base. En avant à gauche, râles sous-crépitants ; à droite, râles sibilants. Les bains sont immédiatement suspendus. Malgré ces accidents et la suspension des bains, la température s'abaisse assez régulièrement.

Les jours suivants, il se produit une expectoration épaisse, purulente, et en partie colorée en rouge brun. Cependant les symptômes pulmonaires s'amendent, la matité diminue au niveau de la fosse sous-épineuse. Il existe de nombreux râles à grosses bulles dans toute l'étendue des deux poumons, au lieu des râles sous-crépitants fins.

Le 20 mai, le pouls remonte à 120, la température s'élève de nouveau à 39°,3. On veut tenter de nouveau l'emploi des bains accompagnés de compresses froides ; la malade ne peut tolérer les compresses, mais les bains sont bien supportés. Il se produit les jours suivants une amélioration de l'état général et un abaissement notable de la température. Les râles deviennent moins nombreux.

Le 6 juin, de nouveaux malaises et une augmentation de la toux font suspendre définitivement les bains. La température s'abaisse néanmoins régulièrement.

Le 14 juin, les râles ont disparu presque partout, mais il y a du gargouillement dans la fosse sus-épineuse et une expectoration purulente. La malade reste longtemps encore dans un état de langueur, faible, sans appétit. Elle se remet peu à peu, en même temps que les gargouillements disparaissent au niveau de la fosse sus-épineuse (quoique la matité persiste) et que l'expectoration purulente se tarit.

Cette observation, dont nous n'avons fait qu'un résumé succinct, nous paraît démontrer que sous l'influence des bains froids répétés, il peut se produire une congestion des poumons assez intense pour amener une hémorrhagie interstitielle. Nous croyons, en effet, que c'est la lésion qui s'est produite au niveau de la fosse sus-épineuse, et qui a donné lieu à la formation d'une caverne qui plus tard s'est peu à peu réparée. Il y avait en même temps une bronchite profonde généralisée.

La suspension des bains amena une amélioration notable, mais, chose remarquable, au moment où une nouvelle élévation de température se produisit, leur effet parut momentanément utile.

Pour tirer une conclusion générale de ces cas à complications broncho-pulmonaires, nous dirons que, contrairement aux affirmations de M. Glénard, les complications pulmonaires ont été assez nombreuses et graves chez nos malades traitées par la méthode de Brand.

Nous n'avons généralement pas eu, sauf dans deux ou trois cas, à nous applaudir d'insister sur la réfrigération dans ces cas.

Nous ne sommes donc guère disposés, sans pouvoir émettre des affirmations trop positives, à cause du nombre encore trop faible de nos observations, à accorder au traitement des phlegmasies broncho-pulmonaires par la réfrigération continue une efficacité telle qu'il réduirait leur mortalité de plus d'un tiers, ainsi que l'ont prétendu Jurgensen de Kiel et Fismes de Bâle.

Nous ne pensons pas que le bain ait toujours causé cette complication, mais nous lui attribuons une part dans sa production.

En effet, si elle est fréquente dans la fièvre typhoïde, elle est cependant moins générale qu'elle ne l'a été à un moment donné dans notre service.

Pendant une période, caractérisée il est vrai par un abaissement de la température extérieure, il n'était pas une malade qui ne toussât beaucoup, même parmi celles chez lesquelles nous avons regardé la bronchite comme trop légère pour figurer comme complication.

C'est à cette époque que nos malades contractèrent, les unes leurs laryngites tenaces, les autres leurs pneumonies graves, la dernière sa pneumonie hémorrhagique.

Dans quelques cas, nous ne voulûmes pas avoir à nous reprocher d'avoir employé incomplétement la méthode de Brand, et devant les affirmations optimistes de ce médecin et de son élève M. Glénard, nous voulûmes persister. Nous n'eûmes pas à nous en féliciter.

Nous dira-t-on que le traitement a été employé incomplétement dans notre service?

Nous ne pouvons affirmer que les compresses froides appliquées sur la poitrine de nos malades aient été changées tous les quarts d'heure, mais, nous l'avons dit, nous défions qu'une telle régularité puisse être obtenue, nous défions en outre qu'on puisse faire tolérer à un malade qui respire mal et qui est dans l'adynamie les mouvements incessants qu'on lui imposera ainsi jour et nuit.

Nous ne pensons pas que l'application d'un moyen de réfrigération *uniforne et continu* sur la poitrine d'un sujet présentant une température élevée soit aussi dangereuse qu'on pourrait le croire, mais nous pensons que les conditions qu'exige cette méthode sont bien difficilement réalisables.

Nous croyons que, quelque soin qu'on y mette, on n'aura pas cet abaissement de température absolument continu qu'on recherche ; qu'il y aura toujours quelques variations; qu'en changeant les compresses la moindre impression de l'air ou l'application brusque d'une compresse plus froide pourra entraîner, par le mécanisme réflexe des phlegmasies a *frigore*, une augmentation de l'inflammation pulmonaire.

Nous n'aurions peut-être pas des objections tout à fait semblables à faire à l'enveloppement du thorax au moyen de vessies de glace très-nombreuses, qui donnent un froid plus uniforme pourvu qu'on les change dès que la glace est fondue ; mais le froid beaucoup plus intense qu'elles produisent ne peut être toléré sur la poitrine comme il l'est sur le ventre, ainsi que nous le verrons tout à l'heure. Ce moyen a produit, en effet, chez quelques malades de vives douleurs qui ont obligé à le suspendre. Nous demandons cependant, pour juger définitivement ce dernier moyen, de nouvelles expériences.

En tout cas, nous ne regardons la refrigération continue comme ne pouvant être sans danger que quand la température du corps est très-élevée. Or, Brand veut qu'elle soit appliquée même dans les phlegmasies pulmonaires de la période de déclin. Il s'expose à y soumettre des sujets dont la température s'est notablement abaissée. C'est dans ces conditions que nous avons eu les résultats les plus regrettables.

Nous pouvons d'ailleurs affirmer, appuyé sur nos deux dernières observations, que la suspension du traitement a eu dans des cas de phlegmasie pulmonaire un effet favorable. Nous reconnaissons néanmoins que cette méthode a été parfois, quoique rarement, réellement utile, et, pour résumer notre opinion, nous croyons que les compresses froides et les bains froids, quand il existe des complications pulmonaires, doivent être appliqués avec beaucoup de prudence et de discernement ; qu'ils sont le plus souvent nuisibles, dans quelques cas rares favorables.

C. *Péritonite par propagation ou perforation.*

Nous devons maintenant étudier, au point de vue du traitement de Brand, et d'une façon plus générale au point de vue du traitement réfrigérant, une des complications les plus redoutables de la dothiénentérie.

La première observation que nous aurions à citer serait celle que nous avons déjà rapportée sous le numéro XLII, à propos des complications pulmonaires, si le traitement avait pu être dirigé contre cette complication. La mort dans ce cas, on l'a vu, fut causée brusquement par la chute d'une eschare ayant intéressé jusqu'au péritoine. La péritonite avait passé inaperçue pendant la vie ; elle datait peut-être du dernier jour, et par conséquent n'avait pu être combattue.

Nous rapprocherons de celle-ci l'observation suivante :

Obs. XLVII. — Antoinette P..., âgée de cinquante-deux ans, entre le 17 juin. On ne peut préciser la date du début ; elle était malade et avait la diarrhée depuis le 23 mai. Nous la trouvons dans un état de prostration complète, sans véritable délire, avec un pouls à 112 et une température à 39°,8. Le ventre est ballonné, mais pas très-douloureux à la pression. La langue est sèche ; elle a une éruption très-abondante de taches rosées. Symptômes de bronchite. Elle est mise au bain froid.

Le troisième jour elle tombe dans un état de prostration extrême avec refroidissement des extrémités, sans aucun symptôme appréciable de péritonite. On suspend les bains. Elle meurt le soir même dans la prostration.

A l'*autopsie*, plaques très nombreuses, envahies par un exsudat jaune très-épais, formant 4 ou 5 millimètres de saillie dans l'intestin et remplaçant toutes les tuniques intestinales. Trois ou quatre de ces eschares, en se détachant, ont amené de larges perforations et un épanchement de matières stercorales dans le péritoine qui est plein de sérosité purulente et tapissé de fausses membranes.

Rate ramollie. Foie gras. Poumons engoués mais encore crépitants.

Après ces deux cas de péritonite par perforation restée latente, nous placerons le suivant, non moins intéressant à cause de sa terminaison favorable, certainement due au traitement :

Obs. XLVIII. — Émilie P. ., laveuse de vaisselle dans un restaurant, âgée de vingt-quatre ans, assez débile, entre à l'Hôtel-Dieu, dans le service de mon collègue le docteur Tripier, le 4 mai. Elle est malade depuis dix-sept jours, présente les symptômes d'une dothiénentérie de moyenne intensité accompagnée d'une bronchite intense. La température est de 40°,3 le soir. Elle est mise au bain froid.

A partir du 21 mai, douleurs de ventre qui sont accompagnées de ballonnement excessifs, et s'exaspèrent beaucoup les jours suivants. Bientôt vomissements répétés.

Le 22 mai, elle est transportée dans notre service et présente les symptômes évidents d'une péritonite intense : douleurs vives, pâleur, traits étirés, face grippée, pouls presque imperceptible et très-accéléré, vomissements incessants. A partir de ce jour, craignant une perforation et voulant éviter à la malade le moindre mouvement qui puisse faire passer les matières intestinales dans le péritoine, nous la plaçons dans une immobilité complète avec une large compresse froide à plusieurs doubles sur le ventre et six vessies de glace par-dessus, qui sont renouvelées avec soin dès que la glace est fondue. Boissons gazeuses glacées. Potion opiacée.

Du 22 mai au 2 juin ces moyens sont continués.

L'état de la malade reste très-mauvais pendant plusieurs jours, les vomissements sont fréquents, verdâtres, le ventre d'une sensibilité extrême, le pouls misérable, la malade dans un état de somnolence continuelle. La température axillaire qui peut seule être prise se maintient entre 38 et 39 degrés.

Peu à peu cependant les vomissements deviennent moins fréquents, le ventre moins sensible, le pouls moins accéléré, l'abattement moins profond.

Le 2 juin, les vessies de glace sont remplacées par de simples compresses froides, il n'y a plus que quelques vomituritions rares de temps en temps. Elle garde les boissons. Ne souffre presque plus du ventre.

Elle entre graduellement en convalescence, le ventre redevient souple et indolore, mais le pouls reste longtemps accéléré, et la malade dans une sorte d'hébêtement dû en partie à la surdité qu'elle présentait très-marquée depuis le début.

Quel enseignement pouvons-nous tirer de ces trois cas de péritonite.

Le premier nous apprend, contrairement à ce qui a été avancé, que les bains répétés n'enrayent pas la marche des lésions de plaques de Peyer, et que celles-ci peuvent aller malgré ce traitement jusqu'à la perforation.

Le second nous montre l'intensité extrème que peut offrir la lésion intestinale chez une personne déjà âgée et affaiblie.

Le troisième montre de quelle efficacité peut être une réfrigération continue pratiquée rigoureusement et étendue à tout l'abdomen accompagnée de l'immobilité complète et des opiacés pour enrayer les accidents d'une péritonite aiguë très-probablement due à une petite perforation.

Nous croyons, en effet, que sans la glace la malade était certainement vouée à la mort. Nous ne pouvons donc trop vanter dans ces cas la réfrigération du ventre pratiquée complétement et avec persévérance par ce moyen.

D. *Albuminurie et ischurie.*

La complication d'albuminurie avec ischurie dont nous avons à nous occuper dans ce paragraphe, n'a été représentée parmi nos malades que par un seul cas qui n'en offre pas moins de l'intérêt.

Obs. XLIX. — Anthelmette R..., domestique, âgée de vingt-huit ans, entre à l'hôpital le 27 avril, présentant les signes d'une dothiénentérie de moyenne intensité, dont le début ne peut être exactement fixé. Admise d'abord dans un autre service que le nôtre, elle n'est traitée par les bains qu'à partir du 2 mai. A ce moment elle présente de l'abattement mais pas de délire, le pouls est à 100, la température du soir à 40°,4. Taches rosées nombreuses. Constipation. Il y a une expectoration sanglante et des râles sous-crépitants nombreux dans les deux poumons. On ajoute aux bains froids des compresses froides sur le thorax. Au bout de deux jours, la malade accuse des douleurs dans la poitrine qui obligent à les suspendre.

Le 6 mai, état général grave, facies altéré, malaise extrême. L'excrétion urinaire est complétement suspendue depuis avant-hier. Œdème des pieds. On sonde la malade et l'on retire à peine 100 grammes d'urine d'apparence normale, mais contenant beaucoup d'albumine.

Le 7, même état, l'anurie persiste. Le peu d'urine retirée par la sonde (40 à 50 grammes) est encore plus albumineuse que la veille. L'œdème a envahi le bras droit et surtout la main de ce côté. La température a légèrement baissé, mais elle est encore à 40 degrés le soir. Les bains sont continués.

Le 9, elle a uriné spontanément, l'urine est moins albumineuse. Les symptômes thoraciques sont toujours les mêmes. La température ne monte plus qu'à 39°,4 le soir.

Le 11, la température ne dépassant plus 38°,5, on peut suspendre les bains. L'état des poumons s'améliore. L'œdème disparaît graduellement, l'urine cesse d'être albumineuse et la convalescence s'établit très-régulièrement.

Depuis, l'urine de la malade examinée plusieurs fois n'a pas présenté d'albumine.

Cette observation nous montre qu'un état général grave accompagné d'anurie presque complète, de la présence d'une grande quantité d'albumine dans la faible quantité de liquide que sécrétaient les reins, et d'œdème généralisé indice d'une altération profonde du sang, n'en a pas moins marché très-régulièrement vers la guérison, le traitement par les bains froids étant continué malgré des accidents graves qui eussent semblé contre indiquer son emploi.

E. *Eschares et phlegmons gangréneux.*

Obs. L. — Joséphine B..., domestique, fille robuste, âgée de trente ans, qui présenta, à la suite d'une dothiénentérie de moyenne intensité, des accidents de suppuration et de gangrène qui débutèrent par des phlyctènes purulentes aux fesses et au sacrum, des pustules ressemblant à de l'ecthyma en différents points du corps, et enfin un phlegmon de la main droite qui passa à la suppuration à la face pulmonaire avec une rapidité extrême. L'inflammation avait envahi également la face dorsale avec un gonflement énorme accompagné de rougeur. Nous obtînmes dans ce cas un effet on peut dire merveilleux de l'application continue d'une vessie de glace de chaque côté de la main.

La suppuration qui menaçait d'envahir tout le tissu conjonctif de la région, de disséquer et de mortifier les tendons se tarit immédiatement.

L'œdème douloureux et la rougeur du dos de la main disparurent en même temps et cela en deux jours. Il fallut cependant employer la glace huit jours pour éviter tout retour de l'inflammation.

Chez cette malade la température élevée fut entretenue longtemps par ces accidents gangréneux et inflammatoires, et les bains froids ne purent être abandonnés que le premier juin.

Ce cas nous prouve d'ailleurs que le traitement de Brand ne prévient pas toujours, comme on l'a affirmé, les complications gangréneuses.

Nous pourrions rapprocher de ce cas l'observation XXXV déjà citée comme ayant présenté une autre complication, la diphthérie pharyngienne, et qui nous montra également un phlegmon de la main très-rapidement guéri par les applications de glace.

F. *Erysipèle.*

Une seule de nos malades présenta cette complication. Son observation nous montre également la gravité d'une dothiénentérie entée sur un rhumatisme articulaire aigu.

Obs. LI. — Françoise F..., domestique, robuste. Cette malade nous présenta une dothiénentérie très-grave ataxo-adynamique ayant débuté dans le cours d'un rhumatisme articulaire aigu et s'étant compliqué à la fin d'un érysipèle ambulant mortel.

Le rhumatisme suivit sa marche régulière jusqu'au 18 avril. La fluxion très-douloureuse occupait les articulations tarsiennes et tibio-tarsiennes gauches avec gonflement. Cependant la malade offrait déjà quelques symptômes anormaux, des vertiges, des cauchemars. Elle commença, à partir du 19, à présenter une surélévation graduelle de la température qui arriva jusqu'à 41 degrés le soir du 24. En même temps abattement, rêvasserie, hébétude, céphalée très-vive et bientôt délire. Elle ne fut mise au bain que le 28 avril. Elle était alors dans un état ataxique des plus graves avec un délire violent, une langue sèche, une diarrhée excessive.

La température commença à s'abaisser le 2 mai, en même temps que le délire diminuait. Les douleurs articulaires avaient diminué beaucoup d'intensité depuis le commencement des bains. L'amélioration continua jusqu'au 7 mai, malgré les symptômes d'une bronchite généralisée graduellement, plus intense.

Le 7, on s'aperçoit d'une otite double purulente.

Le 10, l'oreille droite était le point de départ d'un érysipèle qui envahit bientôt toute la face, le cuir chevelu, une grande partie du dos, ramena des températures très-élevées et un délire intense.

Les bains avaient été supprimés depuis le début de l'érysipèle.

La mort se produisit le 15 mai dans l'adynamie la plus profonde.

L'*autopsie* montra les plaques de Peyer réparées presque complétement, le foie transformé presque entièrement en graisse, le cœur et les reins graisseux, le poumon droit un peu engoué à sa base, les deux oreilles moyennes en suppuration.

Ce cas, que nous avons dû citer pour être complet, ne permet nullement de juger la méthode, car nous avons eu affaire ici à des complications trop graves et trop en dehors du tableau habituel de la dothiénentérie.

Il lui serait plutôt favorable, car les bains, malgré le rhumatisme antérieur, amenèrent une véritable amélioration, qui malheureusement disparut par le fait de l'invasion de l'érysipèle.

On pourrait penser peut être que le traitement par l'eau froide n'a pas été étranger à la production de l'otite double, point de départ de l'inflammation cutanée. Plusieurs de nos malades ont présenté cet accident. Sa fréquence dans la fièvre typhoïde non traitée par les bains empêche d'affirmer qu'ils puissent jouer un rôle dans son étiologie.

G. *Arthralgies.*

Nous avons, en terminant, à dire quelques mots d'un accident signalé comme fréquent parmi les malades traités par le bain froid, quoique chez les nôtres nous n'ayons pas eu très-souvent l'occasion de l'observer. Je veux parler des arthralgies. Nous en avons signalé quelques cas parmi les malades dont nous avons déjà rapporté les observations.

Celle qui le présenta avec le plus d'intensité mourut de pneumonie (obs. XLIII). Elle souffrait tellement des pieds que cela lui arrachait des plaintes continuelles. Il n'y avait cependant pas de gonflement et pas la moindre trace de lésion des articulations.

Il sembla chez elle que ces douleurs excessives du tarse eussent une signification pronostique grave, car elle s'en plaignit surtout alors que l'état général devint très-mauvais, la veille de la mort.

Ces douleurs peuvent obliger à suspendre le bain, et il peut arriver que l'état général s'améliore, que la température s'abaisse aussitôt qu'avec l'action de l'eau froide on a supprimé les douleurs articulaires.

Obs. LII. — Félicité P... entre le 24 avril dans le service d'un de mes collègues, au huitième jour d'une dothiénentérie à symptômes adynamiques sans délire, avec température très-élevée (41 degrés) et bronchite assez intense. Le traitement par les bains n'aggrave pas les symptômes thoraciques, mais la température ne s'abaisse un peu que vers le 3 mai, restant encore au-dessus de 39 degrés jusqu'au 14, avec état général inquiétant, langue sèche, prostration.

Depuis le 9 mai elle se plaint d'hyperesthésie des pieds et de douleurs dans l'articulation coxo-fémorale.

Le 19, elle est envoyée dans notre service, son état est très-mauvais, le facies e t grippé, la langue est sèche, mais il n'y a pas de délire.

Elle accuse de telles douleurs dans l'articulation de la hanche droite, qu'on ne peut lui imprimer le moindre mouvement. Le membre affecte la position qui lui est habituelle dans la coxalgie (rotation en dedans et adduction). La température est remontée et a atteint 40°,5 le soir, quoique les bains aient toujours été continués.

Nous cessons le traitement le 24 mai. Nous plaçons la malade dans une gouttière de Bonnet pour immobiliser le membre dans une bonne position.

Dès le lendemain, la défervescence s'établit régulièrement ; la langue s'humecte, le faciès se transforme et les douleurs de la hanche cessent en deux ou trois jours comme par enchantement.

Ce cas nous paraît démontrer que ces douleurs articulaires, quand elles atteignent un certain degré, sont parfois l'indice de l'effet nuisible du traitement et doivent indiquer la suspension.

Il a été, en effet, très-évident que l'amélioration n'a débuté qu'aussitôt après la cessation des bains froids.

IV

RÉSUMÉ.

Les observations dont nous venons de donner le sommaire eussent mérité par leur importance une étude beaucoup plus complète.

Il y aurait encore une multitude de considérations à en tirer sur la marche, la thermométrie, les complications, etc., mais nous sommes forcés de réserver cet examen complet pour une étude ultérieure.

En somme, nous avons eu 9 décès sur les 52 cas que nous venons d'analyser. Si nous y joignons 3 malades encore en traitement, dont nous n'avons pu reproduire les observations, qui sont en bonne voie, dont la guérison est assurée, nous arrivons à 9 décès sur 55.

Pour juger la méthode de Brand, nous pouvons, sans être accusé de voir les choses sous un jour trop favorable, retrancher les observations XIII, XIV et XV, dans lesquelles on voit que le traitement eut à peine le temps d'être appliqué, et où l'on ne put avoir aucune prise sur une maladie rapidement mortelle, avant que les malades pussent être influencés par lui.

Il restera 6 morts sur 52, proportion faible, si nous envisageons la gravité des cas auxquels nous avons eu affaire, et qui eût peut-être encore diminué si, sur la foi de Brand, nous n'eussions voulu persister malgré les accidents pulmonaires dans quelques cas où, instruit par l'expérience, nous suspendrions actuellement le traitement.

Pour nous, ce sont des résultats très-encourageants, à la condition qu'on ne se départisse pas des préceptes que nous avons maintes fois émis dans cette étude. Nous devons, en terminant, formuler de nouveau nos conclusions.

1° Le traitement de la fièvre typhoïde par la méthode de Brand est d'une efficacité non douteuse, sauf dans quelques cas où il est formellement contre-indiqué par des symptômes non équivoques.

Chez la plupart des malades, il abaisse la température, et ce phénomène persiste pendant deux ou trois heures après chaque bain, diminue d'autant les combustions interstitielles, abrége la durée de la période hyperpyrétique de la maladie et, comme conséquence de ces effets physiologiques, atténue ou supprime les accidents ataxiques ou adynamiques, tire les malades de l'hébétude et de l'abattement, humecte la langue, tout en n'empêchant pas le processus de suivre sa marche, mais en le régularisant.

2° Les cas légers où la température n'atteint pas 40 degrés dans ses élévations du soir, où les fonctions cérébrales sont intactes, l'abattement nul, et où ces accidents ne se sont pas produits à la fin du premier septénaire n'exigent pas son emploi ; parce que, d'une part, si l'on ne peut absolument affirmer que la gravité ne se manifestera pas, cela est peu probable, et que, d'autre part, le traitement de Brand n'est pas absolument sans danger chez tous les malades sans exception.

3° Le traitement doit, en raison des accidents qui lui sont parfois imputables, être toujours surveillé avec le plus grand soin dans ses effets.

4° Il doit être suspendu s'il se produit d'une façon persistante, au moment des bains, des troubles circulatoires et respiratoires, une sensation de constriction de la poitrine, très-pénible, une tendance à la syncope, de la cyanose.

Il ne faut cependant s'arrêter que si ces accidents sont intenses et bien constatés, en se défiant de l'exagération à laquelle le malade est porté contre un traitement pénible pour lui.

Si ces accidents sont légers et momentanés, et sont de moins en moins marqués à chaque bain, il ne faut pas en

tenir compte, car ils s'observent presque toujours un peu au
début.

5° En dehors de tout accident grave de cet ordre, il arrive
parfois que les bains, même continués avec persévérance,
n'amènent aucune amélioration ; un abaissement de températu-
ture seulement très-passager et très-peu marqué, que la sécheresse de la langue persiste, que le malade accuse toujours le
même état de malaise ou une aggravation des symptômes
généraux.

Il est parfois utile alors de les suspendre, et l'on voit alors
l'état s'améliorer.

Une expérience suffisamment prolongée peut seule déceler
cette anomalie résultant d'une idiosyncrasie inconnue dans sa
nature.

5° Les malades soumis au bain froid doivent être auscultés
avec grand soin, et le traitement doit être suspendu si la bronchite qui s'observe dans tous les cas s'aggrave notablement,
et surtout s'il se produit de l'engouement pulmonaire et de la
pneumonie.

6° Avant de suspendre le traitement pour cause d'accidents
pulmonaires. on peut essayer pour quelque temps l'enveloppement froid de la poitrine au moyen de compresses à plusieurs
doubles, renouvelées tous les quarts d'heure, avec continuation des bains ; mais, pour peu que ce traitement aggrave
l'état du malade, on doit renoncer à toute méthode réfrigé-
rente au bout de un ou deux jours d'essai.

7° Tout malade qui a présenté d'une façon évidente une
aggravation des symptômes pulmonaires pour le bain seul, ne
doit pas être soumis à cet essai. Il en est de même de ceux
qui pourraient paraître prédisposés à la phthisie pulmonaire.
On doit, au moindre indice d'aggravation de l'état des poumons suspendre le bain chez eux.

La laryngite et la laryngo-trachéite présenteront les mêmes
indications et contre-indications.

8° La diathèse furonculeuse et les phlegmons gangréneux
observés parfois à la fin de la maladie ne contre-indiquent pas
l'emploi de la méthode si la température est encore élevée.
Les applications de glace sur les points enflammés peuvent
diminuer très-rapidement et limiter l'inflammation.

9° La péritonite par propagation ou même par perforation peut parfois être efficacement combattue par l'application de glace sur tout l'abdomen ; mais à la condition que cette application soit faite avec une continuité parfaite et que le malade, laissé dans une immobilité absolue, soit en même temps soumis à l'emploi des opiacés à haute dose.

FIN

PARIS. — IMPRIMERIE DE E. MARTINET, RUE MIGNON, 2.

EXTRAIT DE LA GAZETTE HEBDOMADAIRE DE MÉDECINE ET DE CHIRURGIE

PARIS. — IMPRIMERIE DE E. MARTINET, RUE MIGNON, 2

www.ingramcontent.com/pod-product-compliance
Ingram Content Group UK Ltd.
Pitfield, Milton Keynes, MK11 3LW, UK
UKHW022210070726
13613UKWH00004B/1569